50 comidinhas veganas

50 comidinhas veganas

Delícias para compartilhar com a família e os amigos

Katia Cardoso

Fotos de Cesar Godoy

Copyright © 2016 Katia Cardoso
Copyright desta edição © 2016 Alaúde Editorial Ltda.

Todos os direitos reservados. Nenhuma parte desta edição pode ser utilizada ou reproduzida – em qualquer meio ou forma, seja mecânico ou eletrônico –, nem apropriada ou estocada em sistema de banco de dados sem a expressa autorização da editora.

O texto deste livro foi fixado conforme o acordo ortográfico vigente no Brasil desde 1º de janeiro de 2009.

Fotografia:
Cesar Godoy

Desenvolvimento de receitas e produção de fotos:
Katia Cardoso

Produção culinária:
Verônica Silva

Revisão:
Claudia Vilas Gomes

Capa e projeto gráfico:
Rodrigo Frazão

Adaptação de capa:
Amanda Cestaro

1ª edição, 2016 (1 reimpressão) /
2ª edição, 2022

Impresso no Brasil

2022
A Editora Alaúde faz parte do Grupo Editorial Alta Books
Avenida Paulista, 1337, conjunto 11
01311-200 – São Paulo – SP
www.alaude.com.br
blog.alaude.com.br

A autora gostaria de agradecer às seguintes empresas pelo empréstimo do material utilizado na produção das fotos:

Anna Wilma Decoração
(www.annawilmadecoracao.com.br), bandeja, louças e talheres

Ateliê Cerâmica Patrícia Henriques
(https://ceramicapatriciahenriques.wordpress.com) e
Stella Ferraz Cerâmica
(www.stellaferraz.com.br), pratos, canecas e louças

Olaria Paulistana
(www.olariapaulistana.com.br); pratos, canecas, louças e fundos

Gina Campos
(www.ginacampos.com.br), guardanapos e talheres

Valencien
(www.valencien.com.br), guardanapos, jogos americanos e talheres

O conteúdo desta obra, agora publicada pelo Grupo Editorial Alta Books, é o mesmo da edição anterior.

Dados Internacionais de Catalogação na Publicação (CIP)
(Câmara Brasileira do Livro, SP, Brasil)

Cardoso, Katia
50 comidinhas veganas : delícias para compartilhar com a família e os amigos / Katia Cardoso ; fotos de Cesar Godoy. -- 2. ed. -- São Paulo : Alaúde Editorial, 2022.

ISBN 978-65-86049-83-1

1. Culinária (Receitas) 2. Culinária vegana 3. Veganismo I. Godoy, Cesar. II. Título.

22-110059   CDD-641.5636

Índices para catálogo sistemático:
1. Receitas veganas : Culinária 641.5636
Cibele Maria Dias - Bibliotecária - CRB-8/9427

Dedico este livro aos meus pais (in memoriam) *e irmãos,
que me ajudaram a chegar até aqui, e em especial ao pessoal da Asseama,
que abriu minha mente e expandiu minha consciência com relação aos animais.
Gratidão a todos vocês.*

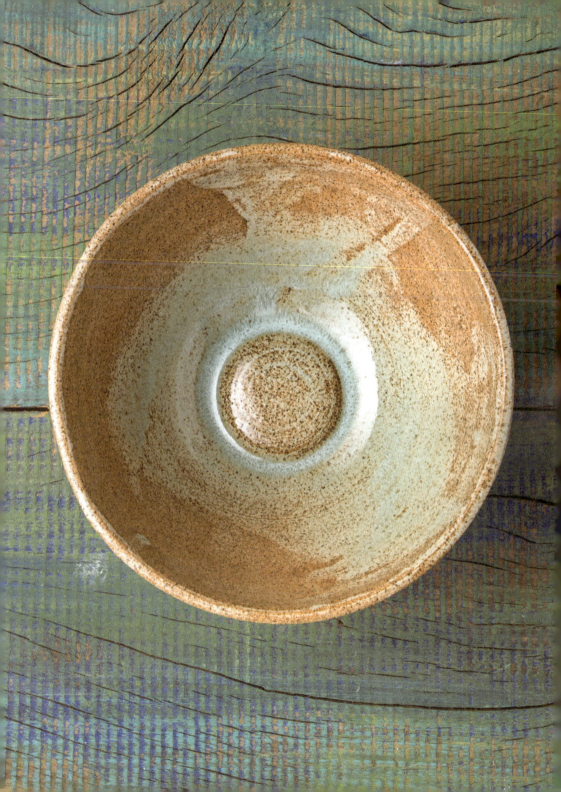

Sumário

8   *Tudo muito simples, normal, natural*

10   *Dicas para facilitar sua vida na cozinha*

13   *Tabela de conversão de medidas*

15   **Petiscos e pastas**
         Para abrir o apetite

37   **Sopas e cremes**
         Aquecendo corpo e alma

55   **Massas e saladas**
         Receitas reconfortantes

77   **Ocasiões especiais**
         Celebre em grande estilo

99   **Doces maravilhosos**
         Fechando com chave de ouro

125   **Receitas básicas**
         Simples e bem feito

130   *Glossário*

134   *Índice alfabético das receitas*

Tudo muito simples, normal, natural

Uma das lembranças mais saborosas da minha infância é o bolinho de aipim. Sim, aipim, como é conhecido no Rio de Janeiro, e mandioca ou macaxeira no restante do país. Lembro-me de, a cada quinze dias ou uma vez por semana (quando nós insistíamos muito), ter esse ingrediente no cardápio da família.

É que minha mãe amava feira livre e sempre frequentava as mesmas barracas. Então, comprava os tais itens que a família adorava. As receitas é que mudavam. O aipim virava bolinho frito ou bolo doce de assadeira. As mulheres dos feirantes que os acompanhavam nesse trabalho já conheciam a Dona Léa, que sempre ia com a filha caçula – no caso, eu – a tiracolo.

Nunca saí da feira com as mãos vazias. Ganhava, sem pedir, um tomate e uma maçã. O tomate, nos tempos em que não se falava em agrotóxicos, eu lavava muito bem ao chegar em casa. Retirava as sementes com cuidado e colocava azeite e um tiquinho de sal. Não preciso nem dizer que me lambuzava com a iguaria antes do almoço. Já a maçã também era lavada, guardada na geladeira e ficava para a sobremesa do almoço, pois eu preferia comê-la geladinha no calor impiedoso do Rio.

Sempre gostei de sentir o cheiro e a textura dos alimentos. Acho que começou aí um certo fascínio pela culinária. Essas imagens são deliciosas e mostram como a simplicidade faz muito bem para a nossa vida. Somos nós, com o tempo, que adquirimos hábitos e adotamos costumes para complicar...

Eu devorava os bolinhos de aipim invariavelmente na frente da TV, pois acompanhava uma série americana em que um dos filhos tinha pretensões de ser um jornalista (vai ver que nasceu aí a minha aptidão para a profissão que abracei anos mais tarde). A série se passava em uma região rural dos Estados Unidos. A família era enorme e os filhos pré-adolescentes, como eu, tinham muitas dúvidas e os receios normais nessa fase da vida.

Quando não estava estudando, brincando ou na frente da TV, eu me postava ao lado da pia de mármore branca, perto do fogão. Dali, conseguia enxergar cada passo da minha mãe dentro daquele ambiente que ela dominava tão bem.

Podia descobrir, pelo cheiro gostoso que se desprendia da comida, que temperos faziam parte daquela receita. É que a Dona Léa sempre caprichou nos condimentos. Embora fosse baiana, não gostava de dendê, mas adorava alho, pimenta, azeite, vinagre e sal. Sim, também o sal, porque naquela época ele estava longe de ser o vilão que é hoje.

Herdei dela a paixão por ervas frescas e pimentas de todo o tipo. Para este novo livro, recorri a novas memórias da infância e resgatei de lá a sopa de feijão-preto, a salada com beterraba, o pudim de tapioca e algumas outras delícias que vocês poderão conhecer nas próximas páginas.

Tem de tudo um pouco. Diria que a inspiração inicial foram as comidas da minha infância. Mas o tempo e a experiência como editora de culinária me fizeram experimentar novos sabores que fui acrescentando aqui e ali. Então, quem gosta de condimentos vai achar receitas picantes. Quem torce o nariz para pimentas encontrará sabores mais suaves. Posso dizer que todas as receitas, sem exceção, têm poucos ingredientes industrializados e muito processados. Além de ser vegana, acredito que precisamos resgatar todas as influências do que é ser simples, natural, normal.

Seja muito bem-vindo e aproveite esta nova viagem ao meu mundo de sabores. Você vai perceber que é uma comida boa, que traz harmonia para o corpo e a alma.

Um beijo,

Katia Cardoso

Dicas para facilitar sua vida na cozinha

A ideia aqui é dividir com você o que aprendi na minha incursão pela culinária e outras coisinhas que facilitam o dia a dia entre as panelas.

medidas na culinária uma dúvida comum é com relação às medidas-padrão. Uma receita pode ter um resultado totalmente diferente ou dar errado se você não usar a quantidade correta de ingredientes. Existem alguns copos de medida que são vendidos no mercado, mas apresentam quantidades bem diferentes das xícaras padronizadas. Antes de preparar as receitas, veja a tabela deste livro e, ao usar as medidas, rase-as bem.

nuts como base de cremes neste livro, você vai encontrar várias receitas de doces com oleaginosas, como nozes, macadâmia, amêndoas etc. Aliadas importantes dos veganos, são a base de musses e cremes, sem necessidade do uso de ágar. Para isso, basta deixá-las de molho na água filtrada por uma noite. No dia do preparo, escorra e siga as orientações da receita. A amêndoa deve ser batida com a pele, que é rica em biotina – uma vitamina do complexo B, responsável pela saúde dos cabelos, pele e unhas. Procure comprá-las sempre frescas em locais de confiança, preferencialmente nos mercados centrais das grandes cidades (que, em geral, têm preços melhores).

uso da panela de pressão este utensílio é um aliado importante, pois acelera o cozimento das leguminosas e reduz o tempo de preparo dos alimentos. Mas há quem tenha medo de manuseá-lo. Para cozinhar com segurança, basta respeitar a marcação interna que mostra o nível permitido de água e alimentos. Nunca ultrapasse essa marca. Vale também verificar sempre se as válvulas estão desobstruídas e se a borracha de vedação está em perfeitas condições antes de levá-la ao fogo.

preaqueça na hora certa não acenda o forno com muita antecedência para não gastar gás. Em geral, 7 minutos são suficientes para aquecê-lo antes de colocar o prato para assar.

proteja seu liquidificador nunca é demais lembrar que, para não forçarmos esse aparelho, convém colocar primeiro os ingredientes líquidos ou cremosos, depois os mais duros e só então bater. Assim, você não força seu aparelho nem corre o risco de queimá-lo.

qual é o ponto "al dente"? quando a massa fica macia, está cozida, mas permanece firme, ainda resistente por dentro. Em geral, ela deve ser cozida em uma panela grande com muita água e uma pitada de sal. Calcule 1 litro de água para cada 100 gramas de massa seca. Leve a panela ao fogo com a água e, quando começar a ferver, junte o sal. Mexa com uma colher de pau, pois a de metal pode tirar o calor da água. Adicione a massa e mexa às vezes enquanto ferve. Respeite sempre o tempo indicado pelo fabricante para cozinhá-la.

remolho de leguminosas é extremamente importante deixar as leguminosas (lentilha, grupo dos feijões, grão-de-bico etc.) de molho por 12 horas para reduzir o teor de fitato. Essa substância é responsável pela germinação do grão, mas também reduz a absorção de ferro e outros minerais. Quando deixamos as leguminosas de molho em água suficiente para cobri-las, reduzimos o teor de fitato. Para cozinhar, basta descartar a do remolho e adicionar água fresca.

sal do Himalaia, açúcar de coco e shoyu sem glutamato monossódico virei fã desses três ingredientes. São um pouco mais caros, mas valem cada centavo investido neles. Esse sal é um dos mais puros que existem e é rico em minerais. Eu o uso há mais de cinco anos em substituição ao sal comum. Já o açúcar de coco não é processado e tem baixo índice glicêmico, ou seja, ele demora mais para entrar na corrente sanguínea. Dessa forma, evita aquelas picos de açúcar no sangue tão logo ingerimos um alimento doce. E essa elevação, como sabemos, contribui para o risco de diabetes. Com relação ao shoyu, todos sabemos o quanto o sódio pode fazer mal para a nossa saúde. Portanto, é bom saber que existem versões desse produto com redução de sódio.

tempo de cozimento ao preparar uma receita, preste atenção ao tempo de cozimento, que pode variar de acordo com a regulagem da chama do seu fogão ou do forno e até conforme o material das panelas (inox, ferro, teflon, alumínio etc.). Os tempos das receitas são estimados e variações podem ocorrer, aumentando ou diminuindo o indicado.

posso aquecer o azeite? essa é uma dúvida muito comum. Sim, neste livro todas as receitas salgadas foram refogadas com azeite. Não o recomendo para fritura de imersão, que atinge temperaturas mais elevadas. Mas ele pode ser usado para refogar e dar aroma os pratos. Prefira as versões extra virgem e com acidez abaixo de 0,5%.

leites vegetais sempre que for possível, opte pela versão caseira dos leites vegetais. Dá um pouco mais de trabalho para preparar, mas em compensação você vai consumir um alimento mais rico do ponto de vista nutricional. Um dos que mais gosto é o leite de coco. Para prepará-lo, use 1 xícara de coco fresco picado ou grosseiramente ralado para 2 xícaras de água quente. Bata bem no liquidificador e coe em um coador de voal. Use o resíduo do coco em outras receitas. Se quiser um leite mais diluído ou mais fraco, bata o coco com mais água.

Tabela de conversão de medidas

amaranto em flocos e quinoa
1 xícara 180 g
1 colher (sopa) 12 g
1 colher (chá) 4 g

açúcar de coco ou mascavo
1 xícara 200 g
1 colher (sopa) 12,5 g
1 colher (chá) 4,5 g

farinha de arroz ou de trigo
1 xícara 120 g
1 colher (sopa) 7,5 g
1 colher (chá) 2,5 g

grão-de-bico cru
1 xícara 200 g

açúcar demerara
1 xícara 230 g
1 colher (sopa) 14,5 g
1 colher (chá) 4,5 g

lentilha crua
1 xícara 160 g

castanha-do-pará
1 xícara 160 g

amêndoas ou castanha de caju
1 xícara 120 g

líquidos (água, óleo, leite vegetal)
1 xícara 240 ml
1 colher (sopa) 15 ml
1 colher (chá) 5 ml

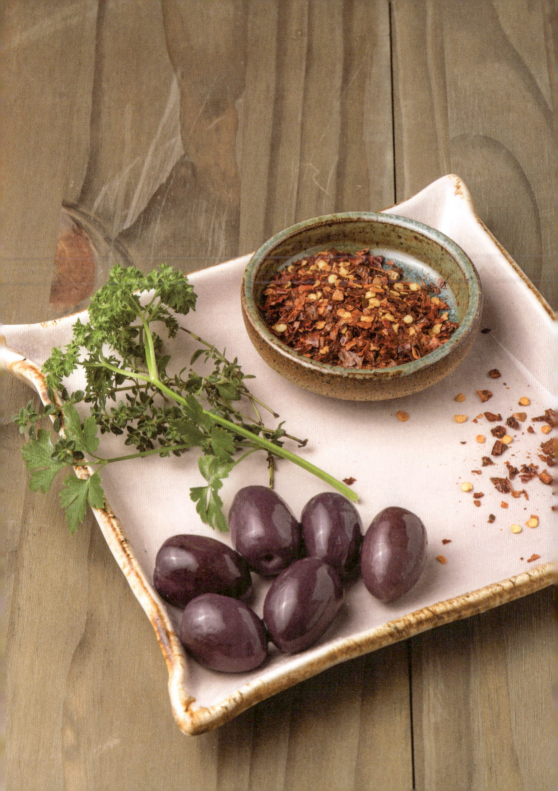

petiscos e pastas

para abrir o apetite

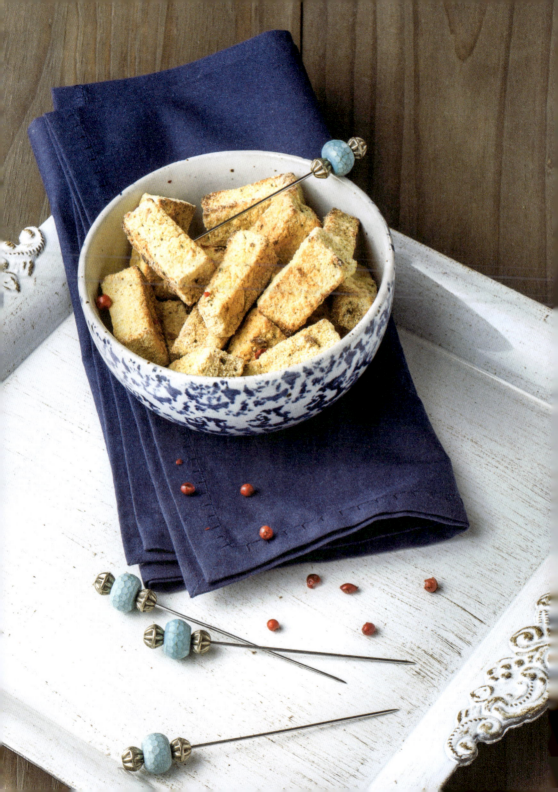

tofu marinado e empanado

tempo de preparo 45 minutos (+ o tempo de marinada)
rende 24 unidades

250 g de tofu firme lavado e marinado (p. 126)
½ xícara de fubá fino orgânico
1 colher (chá) de alho e cebola desidratados
um fio de azeite

1. Depois de marinar o tofu, seque-o com papel-toalha e corte-o em cubos médios. Reserve.
2. Preaqueça o forno a 180 °C. Em uma tigela, misture bem o fubá com o alho e a cebola desidratados. Pincele os cubos de tofu com o azeite e passe-os no fubá para que fiquem totalmente cobertos.
3. Forre uma assadeira com papel-alumínio levemente untado com azeite e disponha o tofu empanado. Leve ao forno por 35 minutos ou até dourar (vire os cubinhos na metade do tempo). Ponha em uma cumbuca e sirva com shoyu sem glutamato monossódico.

Se preferir, sirva com um molho ligeiramente picante, à base de shoyu, suco de limão-siciliano coado, pimenta-do-reino preta moída na hora e lascas de gengibre a gosto.

pasta de tahine

tempo de preparo 15 minutos
rende 1½ xícara

4 colheres (sopa) de azeite
⅓ de xícara de shoyu
suco de ½ limão-tahiti coado
½ xícara de tahine
1 dente de alho picado
1 cebola pequena picada
3 castanhas-do-pará
1 colher (chá) de gergelim branco

1. No processador, bata todos os ingredientes (reserve um pouco de gergelim) até virar um patê.
2. Transfira para uma cumbuca e polvilhe com o gergelim reservado.
3. Se desejar, regue com mais azeite e sirva com grissini.

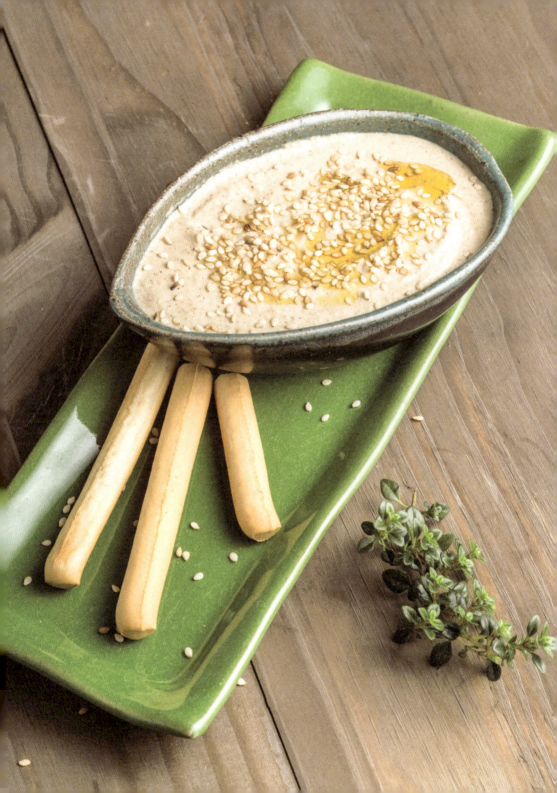

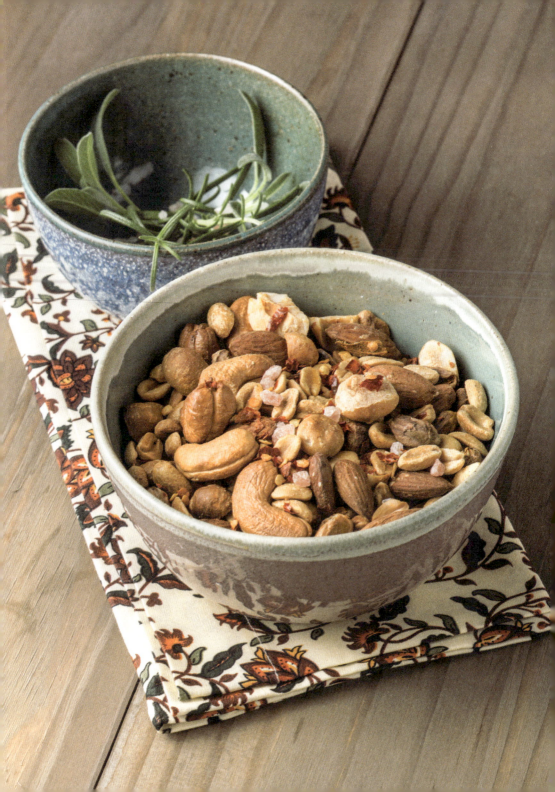

mix de nuts picantes

tempo de preparo 40 minutos
rende 4 porções

½ xícara de castanha de caju sem sal
¼ de xícara de macadâmia, sem casca e sem sal
½ xícara de amendoim, sem casca e sem sal
⅓ de xícara de amêndoa, sem casca e sem sal, com pele
¼ de xícara de ervas frescas (tomilho-limão, alecrim e sálvia) picadas
1 colher (chá) de sal grosso do Himalaia
½ colher (chá) de pimenta calabresa, de pimenta-do-reino e de páprica picante

1. Preaqueça o forno a 180 °C.
2. Em uma tigela, misture a castanha de caju, a macadâmia, o amendoim e a amêndoa. Em outra, misture bem as ervas e os temperos.
3. Forre uma fôrma com papel-alumínio e ponha as nuts bem espalhadas. Polvilhe-as com os temperos. Leve ao forno por 30 minutos ou até ficarem ligeiramente douradas (cuidado para não queimar) e sirva.

Mexa as nuts na metade do tempo para dourarem por igual.

maionese de tofu com majericão roxo

tempo de preparo 20 minutos (+ o tempo de marinada)
rende 2 xícaras

250 g de tofu marinado (p. 126)
1 colher (sopa) de missô
uma pitada de sal do Himalaia
7 colheres (sopa) de azeite
2 dentes de alho picados
1 cebola pequena picada
3 castanhas-do-pará sem casca
½ xícara de manjericão roxo

No processador, bata todos os ingredientes até virar um creme homogêneo. Ponha na cumbuca, decore com um fio de azeite e um ramo de manjericão. Sirva com torradinhas de pão de fôrma vegano integral.

Para o sabor ficar mais apurado, deixe na geladeira por 1 hora antes de servir.

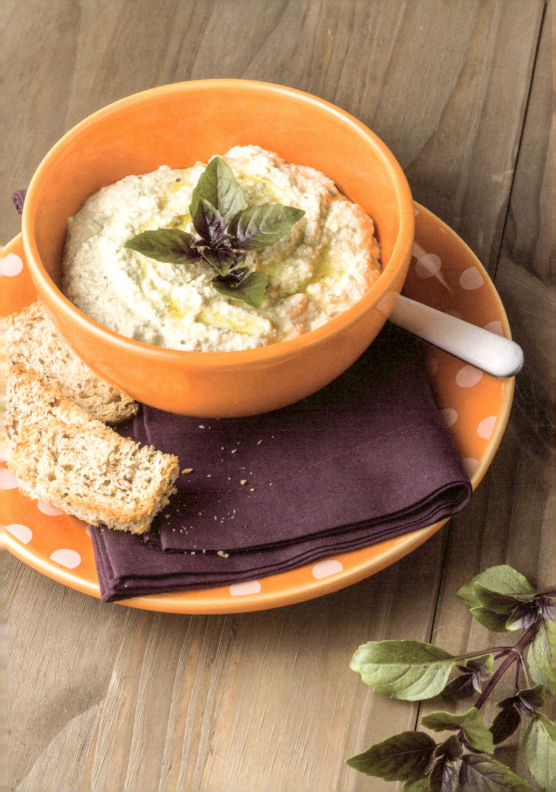

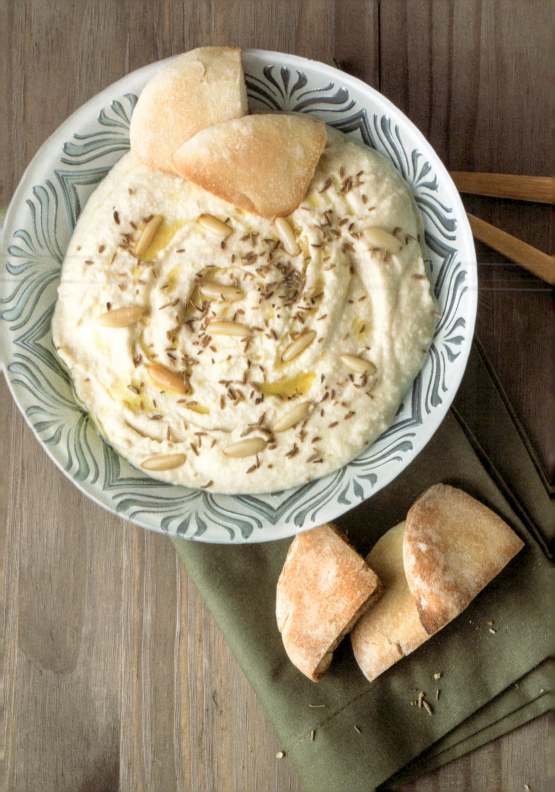

patê de grão-de-bico

tempo de preparo 35 minutos (+ o tempo de remolho)
rende 2½ xícaras

250 g de grão-de-bico cru
1 folha de louro
300 g de pão sírio pequeno
½ xícara de azeite
⅓ de xícara de água do cozimento do grão-de-bico
3 colheres (sopa) de suco de limão-siciliano
2 dentes de alho
1 cebola pequena picada
uma pitada de cominho em pó
uma pitada de sal
pignoli e sementes de cominho a gosto

1. Deixe o grão-de-bico de molho em água suficiente para cobrir os grãos por uma noite. No dia do preparo, escorra a água e lave os grãos. Transfira para a panela de pressão com água suficiente para cobrir o grão-de-bico. Adicione o louro. Tampe a panela e cozinhe por 20 minutos após o início da pressão. Espere sair a pressão.

2. Preaqueça o fôrno a 180 °C. Corte os pães em quatro pedaços. Transfira-os para uma fôrma coberta com papel-alumínio e leve ao forno por 10 minutos ou até dourarem ligeiramente. Retire e reserve.

3. Quando a pressão sair, abra a panela e escorra os grãos, reservando a água para usar depois também em sopas, pastas, caldos e refogados. Transfira os grãos para o liquidificador e bata com os demais ingredientes (reserve um pouco de pignoli e também das sementes de cominho).

4. Ponha em uma cumbuca e regue com um fio de azeite. Decore com o pignoli e as sementes de cominho reservadas. Mantenha na geladeira coberto com filme de PVC até servir. Sirva com as torradinhas de pão sírio.

pasta aromática de macadâmia

tempo de preparo 10 minutos
rende 2 xícaras

1 ½ xícara de resíduo de macadâmia
ou de outra oleaginosa
(use o resíduo após preparar
o leite vegetal)
2 colheres (sopa) de azeite
1 cebola pequena bem ralada
uma pitada de sal
uma pitada de noz-moscada
uma pitada de pimenta-do-reino
branca moída
cebolinha picada a gosto

Em uma tigela, misture bem todos os ingredientes. Regue com mais azeite e decore com a cebolinha picada. Sirva como recheio de sanduíches ou com seu pão preferido.

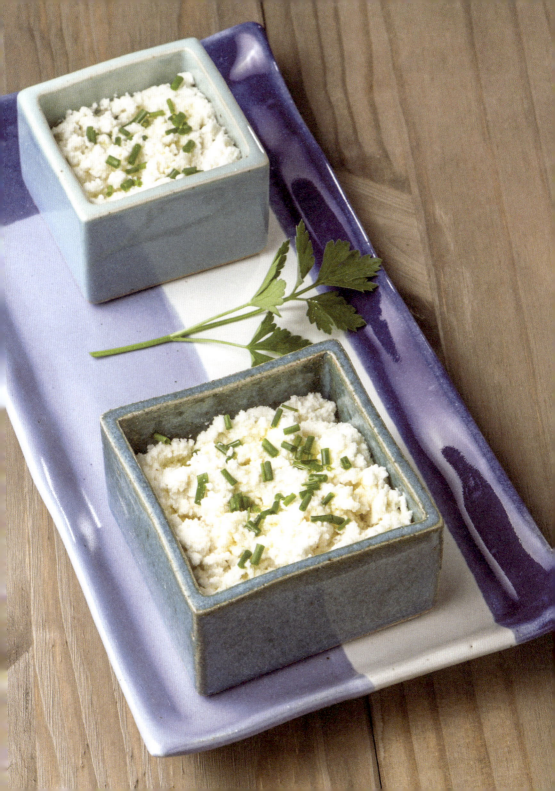

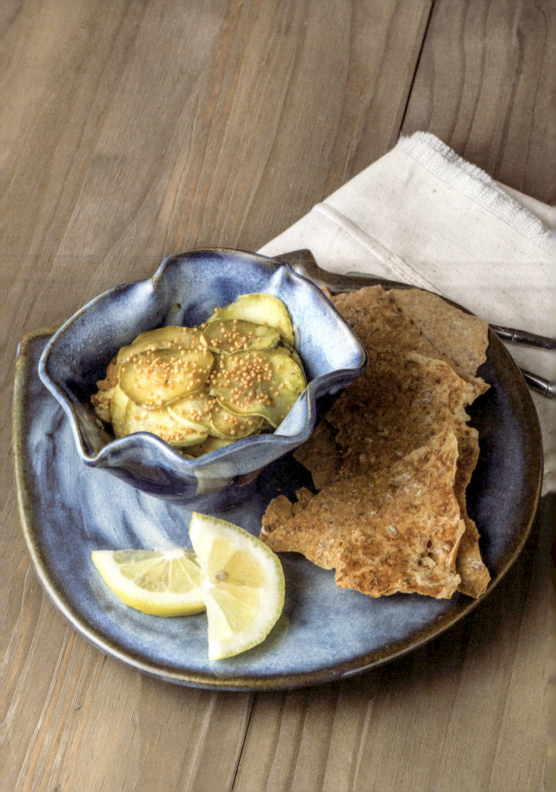

antepasto de abobrinha

tempo de preparo 30 minutos
rende 2½ xícaras

2 abobrinhas médias
um fio de azeite
1 cebola ralada
uma pitada de sal
uma pitada de pimenta-do-reino branca moída
½ xícara de suco de limão-siciliano coado
mostarda em grãos a gosto

1. Corte a abobrinha na mandolina ou em rodelas bem finas com ajuda de uma faca afiada. Reserve sobre uma peneira por 10 minutos e aperte com as costas de uma colher para escorrer o excesso de líquido.

2. Em uma panela, aqueça o azeite e refogue a cebola até ficar transparente. Junte a abobrinha e cozinhe, mexendo às vezes, com cuidado, por 5 minutos. Tempere com o sal e a pimenta.

3. Adicione o suco de limão e a mostarda. Mexa e deixe no fogo baixo por 10 minutos ou até reduzir um pouco a quantidade de líquido. Transfira para uma cumbuca e, se desejar, decore com mais mostarda. Sirva com pão sueco.

conserva agridoce de pimentão e pepino

tempo de preparo 1h40
rende 6 porções

- 2 pepinos japoneses grandes
- 2 cebolas roxas pequenas
- 1 pimentão vermelho pequeno, sem sementes
- 1 pimentão verde pequeno, sem sementes
- 1 pimentão amarelo pequeno, sem sementes
- 1 pimentão roxo pequeno, sem sementes
- 1 colher (chá) de sal
- ½ xícara de açúcar demerara
- 1½ xícara de vinagre de maçã
- 1 colher (chá) de grãos de pimenta-do-reino preta
- 1 colher (chá) de grãos de cominho
- duas pitadas de cúrcuma

1. Corte os pepinos em uma mandolina ou em rodelas finas com uma faca afiada. Transfira para uma tigela com água gelada. Pique a cebola em cubinhos e corte os pimentões em tiras. Ponha a cebola e os pimentões na água com o pepino. Tempere com uma pitada de sal e reserve por 1 hora.
2. Em uma panela, ponha os ingredientes restantes e misture bem até o açúcar começar a se dissolver. Escorra muito bem o pepino, a cebola e os pimentões e ponha na panela. Mexa delicadamente e mantenha no fogo baixo, mexendo às vezes, por 20 minutos ou até o líquido se reduzir e os ingredientes ficarem cozidos, mas ainda firmes (al dente).
3. Retire do fogo e espere esfriar. Decore com mais grãos de pimenta-do-reino e guarde em potes de vidro esterilizados e hermeticamente fechados. Espere pelo menos 1 dia para apurar bem e sirva com pão italiano.

Você também pode servir esta conserva com hambúrguer de grão-de-bico, bolinhos de lentilha ou em sanduíches com pastas vegetais.

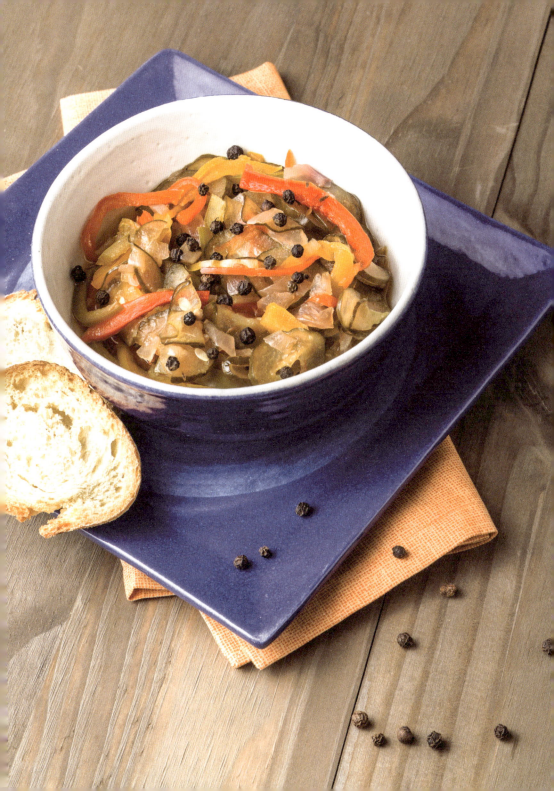

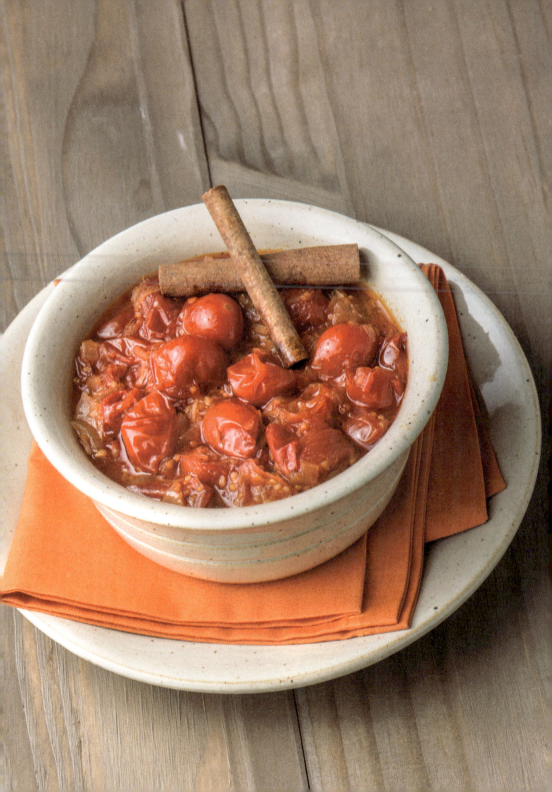

chutney picante de tomate-cereja

tempo de preparo 30 minutos
rende 1½ xícara

⅓ de xícara de azeite
1 cebola roxa picada
2 dentes de alho amassados
1 colher (sopa) de gengibre fresco ralado
duas pitadas de pimenta calabresa
10 cravos-da-índia
5 pauzinhos de canela
300 g de tomate-cereja
¼ de xícara de vinagre branco
2 colheres (sopa) de açúcar demerara
sal e mostarda em grãos a gosto
uma pitada de páprica picante

1. Aqueça um fio de azeite em uma frigideira e refogue rapidamente a cebola e o alho. Junte o gengibre, a pimenta e as especiarias. Deixe por 5 minutos. Acrescente o tomate cortado ao meio e mexa com cuidado.
2. Adicione o vinagre, o açúcar e o azeite restante. Tempere com o sal, a mostarda e a páprica. Mexa delicadamente e cozinhe por 20 minutos ou até o líquido se reduzir. Sirva com pão ou como molho de massas.

Atenção ao ponto, pois os tomatinhos não devem se desfazer totalmente durante o cozimento.

batata-doce rústica

tempo de preparo 50 minutos
rende 4 porções

500 g de batata-doce orgânica com casca
5 ramos de orégano fresco picados
sal grosso do Himalaia, pimenta-do-reino moída na hora e cúrcuma a gosto
2 colheres (sopa) de azeite

1. Lave bem a batata-doce com uma escovinha para remover a sujeira da casca. Corte-a em pedaços. Ponha em uma panela com água e cozinhe, em fogo baixo, por 10 minutos até ficar ligeiramente macia, mas ainda bem firme.
2. Preaqueça o forno a 200 °C. Escorra a batata e transfira para uma fôrma forrada com papel-alumínio untado (deixe sobrar papel nas laterais).
3. Em uma tigela, misture os ingredientes restantes, exceto o azeite, e polvilhe essa mistura sobre a batata. Cubra com o azeite e puxe a sobra de papel, formando um papelote. Feche bem. Reduza a temperatura do forno e asse a batata por 40 minutos ou até ficar macia e dourada. Sirva imediatamente.

Na metade do tempo de cozimento, abra o papel e vire os pedaços de batata para dourarem por igual. Se a batata ressecar, pincele-a com mais azeite antes de servir.

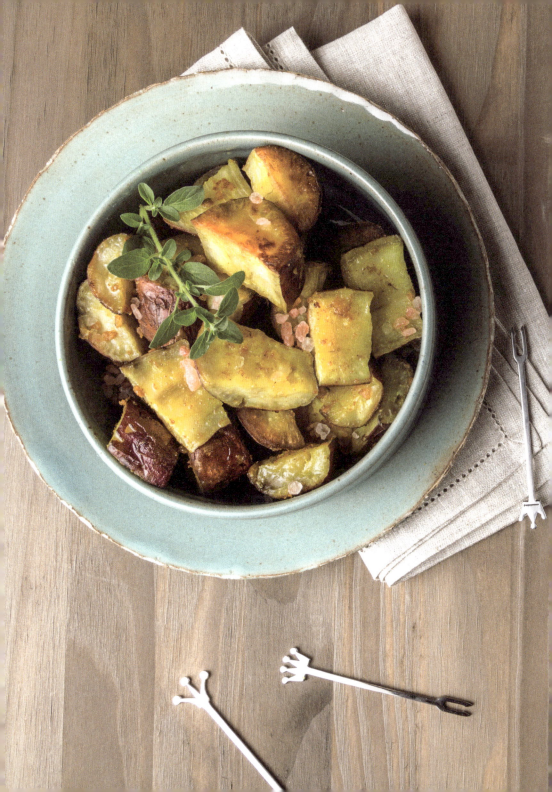

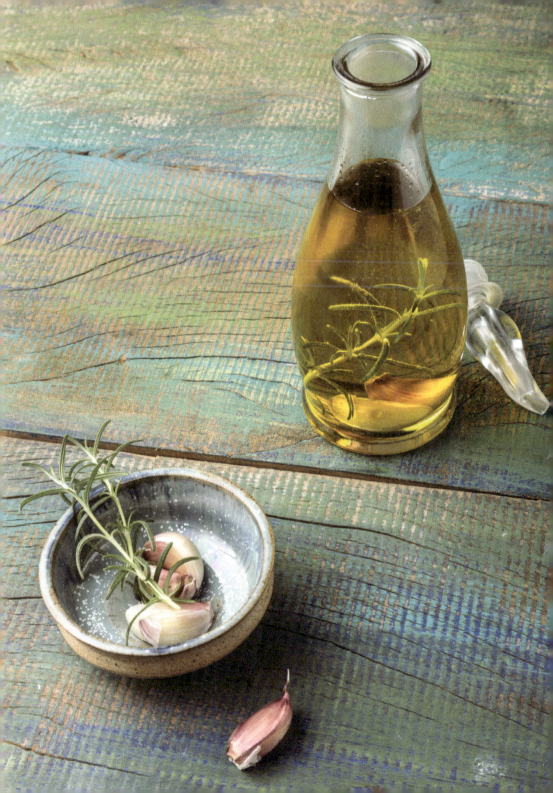

sopas e cremes

aquecendo corpo e alma

sopa superfácil de lentilha

tempo de preparo 25 minutos (+ o tempo de remolho)
rende 5 porções

1 xícara de lentilha
4 xícaras de caldo de legumes (p. 128)
2 cenouras médias, sem casca, cortadas em cubos
2 tomates grandes, sem sementes, picados
¼ de xícara de alho-poró cortado em rodelas
2 folhas pequenas de louro
um fio de azeite
½ colher (sopa) de alho e cebola desidratados
sal, cúrcuma e pimenta-do-reino moída na hora a gosto
1 ramo de salsinha crespa

1. Deixe a lentilha de molho em água filtrada suficiente para cobrir os grãos por uma noite.
2. Escorra bem e transfira para a panela de pressão com o caldo de legumes, a cenoura, o tomate, o alho-poró e o louro. Leve ao fogo e cozinhe por 5 minutos após a panela começar a chiar. Espere sair a pressão naturalmente. Abra a panela e reserve.
3. Em outra panela, aqueça o azeite e refogue o alho e a cebola desidratados até dourarem. Despeje esse refogado na panela de pressão. Tempere com o sal, a cúrcuma e a pimenta. Tampe e cozinhe por mais 15 minutos, após a panela começar a chiar, ou até os legumes ficarem macios. Espere sair a pressão e sirva em seguida, decorada com o ramo de salsinha crespa.

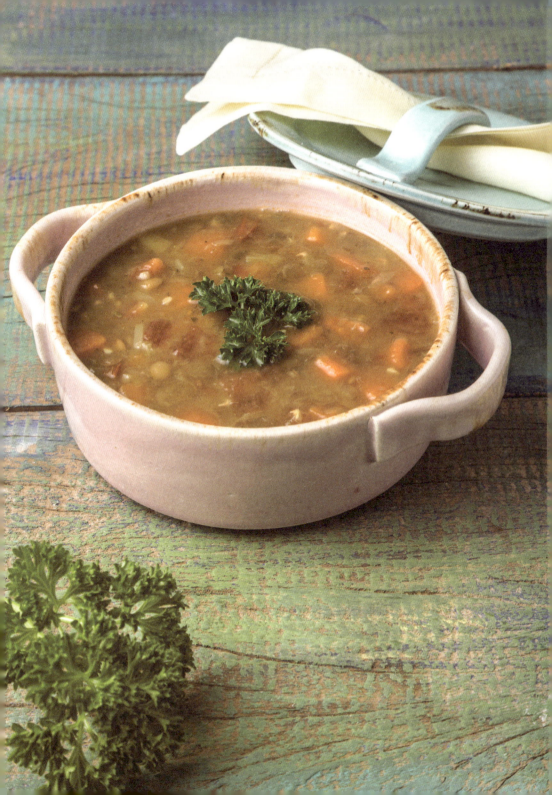

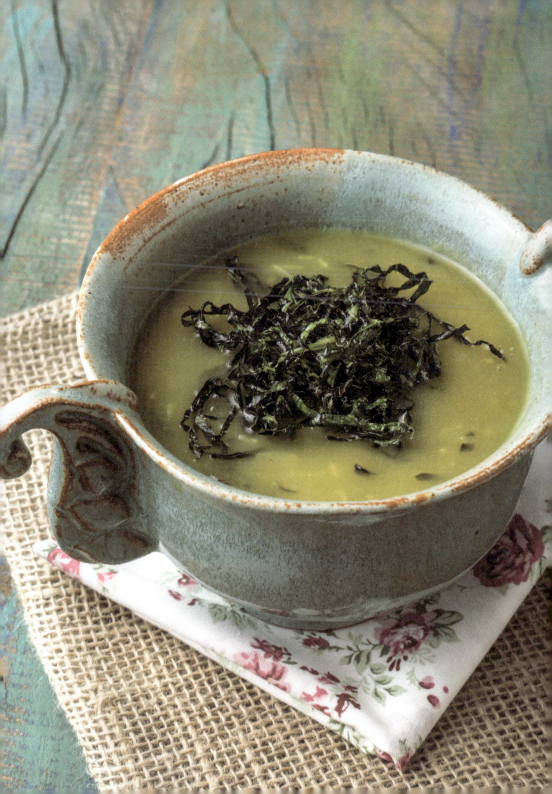

sopa de mandioquinha com couve

tempo de preparo 35 minutos
rende 4 porções

- 500 g de mandioquinha
- 4 xícaras de água ou caldo de legumes (p. 128)
- 1 buquê garni
- sal a gosto
- 1 colher (sopa) de azeite
- 1 cebola roxa bem picada
- 2 dentes de alho picados
- ½ maço de couve cortado bem fino

1. Na panela de pressão, cozinhe a mandioquinha, sem casca, na água com o buquê garni e uma pitada de sal. Cozinhe por 10 minutos após a panela começar a chiar ou até a mandioquinha ficar macia. Reserve.
2. Em uma panela grande, aqueça o azeite e refogue a cebola e o alho até dourarem bem. Junte a couve e refogue, mexendo às vezes, por 10 minutos. Mantenha aquecida.
3. Espere a pressão sair naturalmente e abra a panela. Descarte o buquê garni e bata a mandioquinha com o líquido do cozimento no liquidificador. Bata até ficar cremoso (se necessário, bata aos poucos).
4. Ponha na panela com a couve e cozinhe por 5 minutos para apurar o sabor. Sirva decorado com a couve crocante (p. 127).

Se quiser uma sopa mais rala, adicione um pouco de caldo de legumes. Se quiser mais grossa, junte ½ colher (sopa) de aveia na hora de bater a mandioquinha no liquidificador.

sopa tailandesa com cogumelos

tempo de preparo 25 minutos
rende 4 porções

um fio de azeite
1 dente de alho picado
200 g de shimeji branco limpo e grosseiramente picado
200 g de shitake limpo e grosseiramente picado
½ pimenta dedo-de-moça, sem sementes, picada
sal, pimenta calabresa, curry e pimenta-do-reino branca moída na hora a gosto
1 xícara de leite de coco caseiro
2 xícaras de água de coco
1 coco verde (só a polpa)
1 xícara de caldo de legumes (p. 128)
¼ de xícara de suco de limão-siciliano coado
1 pedaço de gengibre com 5 cm ralado
½ colher (sopa) de açúcar de coco
1 colher (sopa) de shoyu
1 colher (chá) de nirá picado
1 colher (sopa) de cheiro-verde picado

1. Em uma panela, aqueça o azeite e refogue o alho. Adicione os cogumelos, a pimenta dedo-de-moça, o sal, a pimenta calabresa, o curry e a pimenta-do-reino. Mexa por 5 minutos, retire do fogo e reserve.
2. No liquidificador, bata bem os ingredientes restantes, exceto o cheiro-verde, e passe pela peneira.
3. Transfira o líquido obtido para a panela com os cogumelos e aqueça ligeiramente. Junte o cheiro-verde picado. Mexa bem e sirva em seguida, decorada com duas rodelinhas de pimenta-dedo-de-moça.

Se **você gosta de coentro**, use-o no lugar do cheiro-verde.

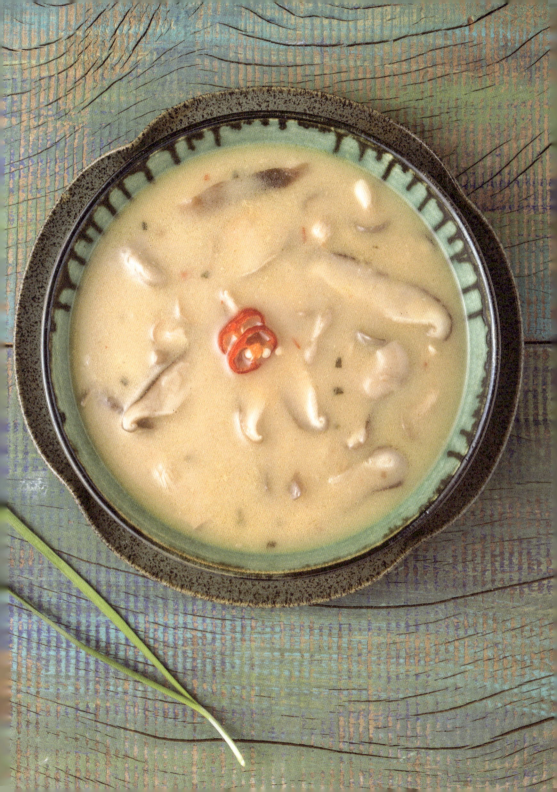

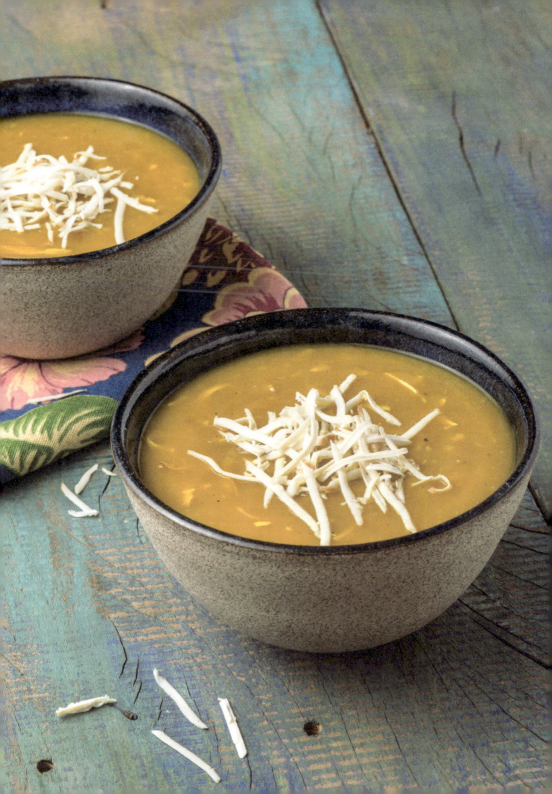

creme de abóbora com gengibre
e tofu defumado

tempo de preparo 30 minutos
rende 4 porções

600 g de abóbora japonesa, sem casca e sem sementes, cortada em pedaços
4 xícaras de caldo de legumes (p. 128)
1 colher (sopa) de azeite
2 dentes de alho ralados
1 cebola média picada
½ colher (sopa) de gengibre ralado
sal e pimenta calabresa a gosto
½ xícara de tofu defumado ralado

1. Ponha a abóbora na panela de pressão com o caldo de legumes. Tampe e cozinhe, após a panela começar a chiar, por 5 minutos ou até ficar macia. Espere esfriar e abra a panela. Bata a abóbora com o caldo do cozimento no liquidificador e reserve.
2. Em uma panela grande, aqueça o azeite e doure o alho e a cebola. Junte o gengibre e cozinhe por 5 minutos, mexendo. Acrescente a abóbora batida e tempere com sal e a pimenta. Cozinhe por mais 10 minutos, mexendo às vezes.
3. Mexa bem e adicione o tofu ralado (reserve um pouco). Misture, aqueça mais e sirva decorado com o tofu reservado.

creme de avocado

tempo de preparo 20 minutos
rende 2 porções

½ colher (sopa) de azeite
1 cebola pequena ralada
2 dentes de alho bem picados
2 avocados (só a polpa)
2 xícaras de caldo de legumes (p. 128) ou água
1 caixa de creme de arroz para uso culinário
sal e lemon pepper a gosto

1. Em uma panela, refogue no azeite a cebola e o alho até a cebola começar a dourar. Reserve.
2. Bata a polpa de avocado no liquidificador com o caldo de legumes até ficar homogêneo. Transfira para a panela com a cebola e volte ao fogo.
3. Cozinhe, mexendo, até começar a ferver. Adicione o creme de arroz, mexa e tempere com o sal e o lemon pepper. Sirva em seguida, decorado, se desejar, com um pouco de lemon pepper ou com raspas da casca de limão-siciliano.

Sirva com croûtons (p. 126). Esta receita rende 2 porções bem servidas. Se quiser, dobre a receita, mas não precisa aumentar a quantidade de creme de arroz.

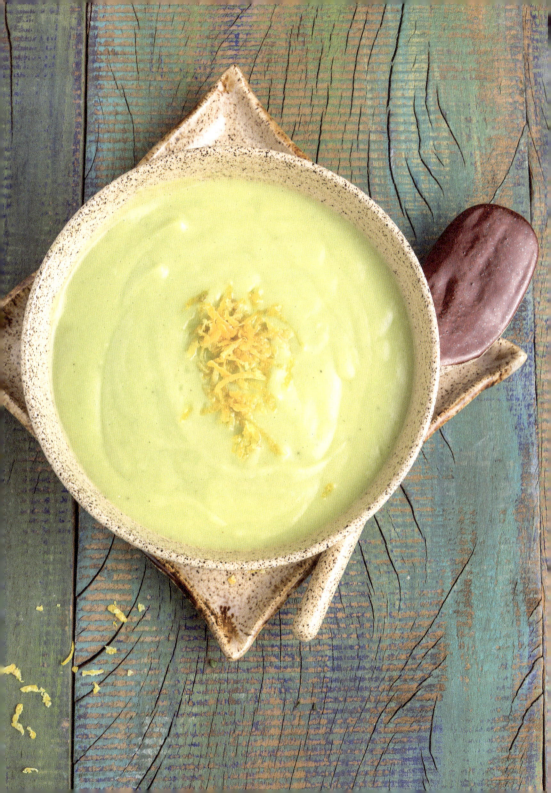

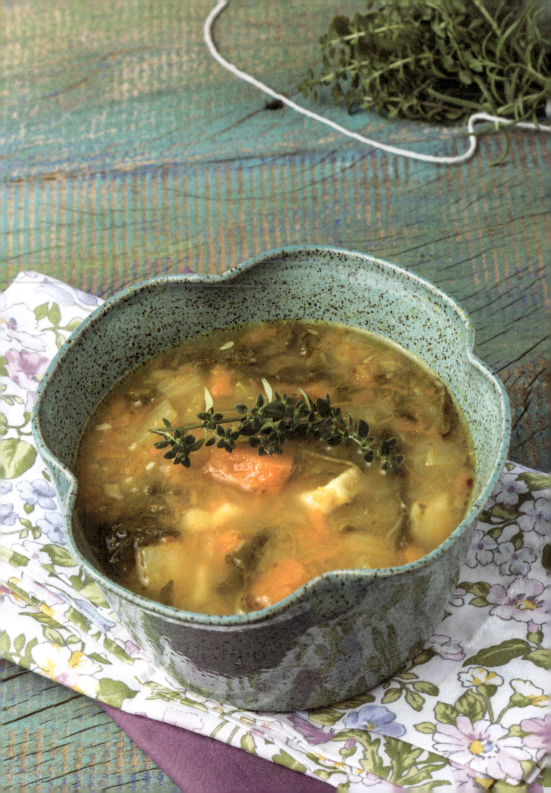

sopa de legumes com espinafre

tempo de preparo 35 minutos
rende 6 porções

1 colher (sopa) de azeite
2 dentes de alho ralados
1 cebola pequena picada
½ xícara de salsão cortado em rodelas
2 cenouras, sem casca, raladas
2 batatas-doces grandes, sem casca, e cortadas em pedaços pequenos
1 chuchu, sem casca, cortado em cubos
1 abobrinha grande, cortada em cubos
200 g de abóbora seca, sem casca e sem sementes, cortada em cubos
1 buquê garni
5 xícaras de água
sal, pimenta calabresa, cúrcuma e pimenta-do-reino moída a gosto
1 maço de espinafre limpo e grosseiramente picado

1. Em uma panela de pressão grande, aqueça o azeite e doure bem o alho e a cebola. Adicione o salsão e refogue por mais 2 minutos. Acrescente os legumes e refogue por mais 5 minutos. Ponha os ingredientes restantes, exceto o espinafre.
2. Tampe a panela e cozinhe por 20 minutos, após a panela começar a chiar, ou até os legumes ficarem macios.
3. Espere sair a pressão e abra a panela. Descarte o buquê garni e adicione o espinafre. Cozinhe por mais 5 minutos, sem pressão. Sirva decorada com um ramo de tomilho-limão.

sopa de feijão-preto com mostarda

tempo de preparo 40 minutos (+ o tempo de remolho)
rende 6 porções

- 2 xícaras de feijão-preto
- 4 xícaras de água
- 2 folhas de louro
- ½ maço de mostarda picado
- um fio de azeite
- 2 dentes de alho ralados
- 1 cebola roxa pequena picada
- sal, pimenta-do-reino moída, louro em pó e cominho em pó a gosto
- 2 talos de cebolinha verde picada

1. Deixe o feijão de molho por 12 horas em água suficiente para cobrir os grãos.
2. No dia do preparo, escorra a água e transfira os grãos para a panela de pressão. Cubra com a água. Junte as folhas de louro e tampe a panela. Cozinhe por 20 minutos, após a panela começar a chiar, ou até os grãos ficarem macios. Espere a pressão sair naturalmente, abra a panela, descarte o louro e bata o feijão no liquidificador com o caldo do cozimento. Reserve.
3. Lave bem a mostarda e deixe escorrer.
4. Em uma panela grande, aqueça o azeite e refogue o alho e a cebola até dourarem bem. Tempere com o sal e a pimenta. Ponha a mostarda e cozinhe por 5 minutos ou até murchar.
5. Adicione o feijão batido, tempere com o louro em pó, mais sal (se necessário) e o cominho em pó. Cozinhe por mais 5 minutos. Sirva em seguida, decorada com a cebolinha picada.

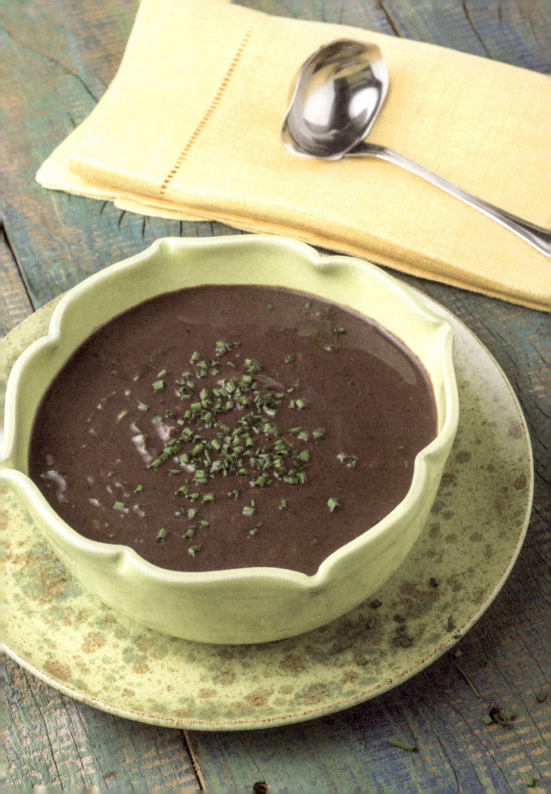

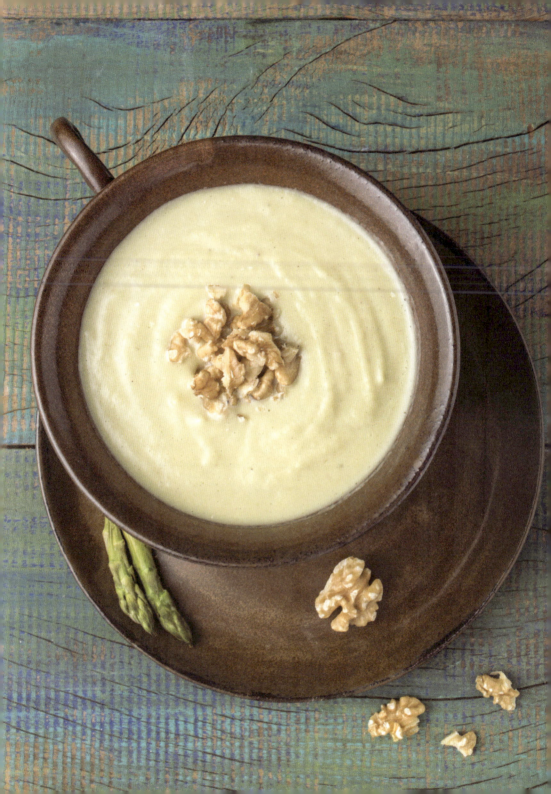

sopa cremosa de aspargos e pupunha com nozes

tempo de preparo 30 minutos
rende 4 porções

2 colheres (sopa) de azeite
1 cebola picada
1 dente de alho picado
300 g de palmito pupunha cortado em rodelas
100 g de aspargo verde fresco picado
3 xícaras de caldo de legumes (p. 128)
sal, pimenta-do-reino branca e noz-moscada moída na hora
¼ de xícara de nozes, sem casca, grosseiramente picadas

1. Em uma panela, refogue no azeite a cebola e o alho. Adicione o palmito, o aspargo (reserve algumas pontas para decorar) e o caldo. Tempere com o sal, a pimenta e a noz-moscada. Cozinhe, mexendo às vezes, por 20 minutos.
2. Transfira para o liquidificador com as nozes (reserve algumas para decorar) e bata até ficar bem cremoso. Volte para a panela e aqueça por 5 minutos. Sirva decorado com as nozes picadas e o aspargo reservado.

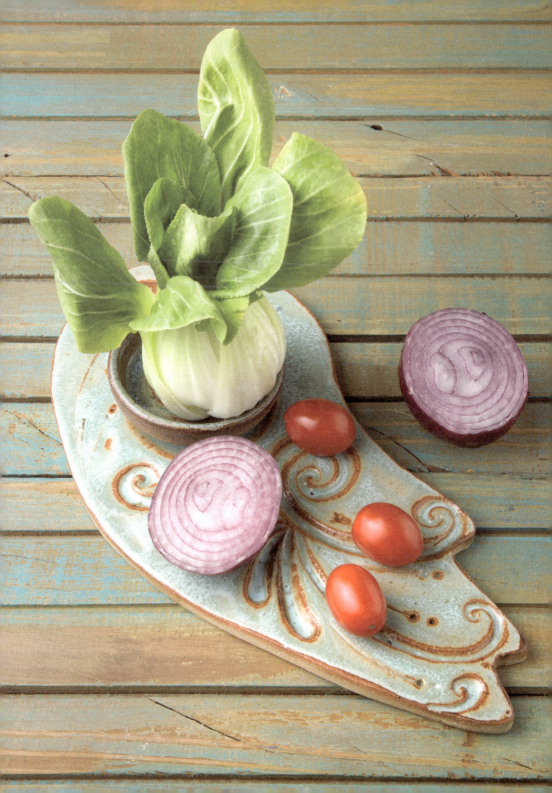

massas e saladas

receitas reconfortantes

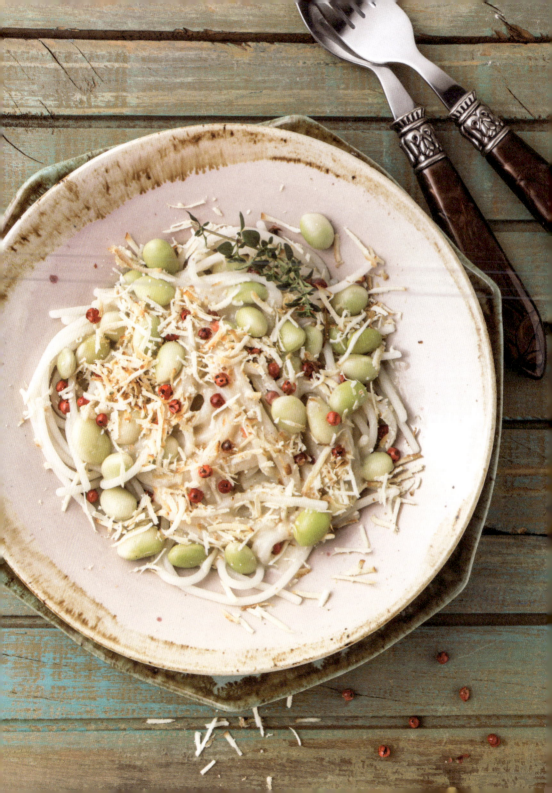

espaguete de quinoa e amaranto com tofu defumado

tempo de preparo 15 minutos
rende 4 porções

100 g de tofu defumado
1 xícara de creme de arroz
2 colheres (sopa) de azeite
noz-moscada, sal e pimenta-do-
-reino branca moída na hora
a gosto
300 g de espaguete de quinoa
e amaranto
2 dentes de alho picados
1 talo de alho-poró cortado
em rodelas
½ xícara de edamame aferventado
pimenta rosa e ramo de tomilho-
-limão a gosto

1. Em uma tigela, rale o tofu e reserve um pouco para decorar a massa. Misture o tofu restante com o creme de arroz, metade do azeite e a noz-moscada. Misture bem. Tempere com o sal e a pimenta. Reserve.
2. Siga as instruções da embalagem e cozinhe a massa em água e sal até ficar al dente (macia, mas firme). Escorra bem.
3. Aqueça o azeite restante e ponha o alho e o alho-poró. Mexa até dourarem ligeiramente. Ponha a massa e o edamame. Refogue, mexendo com cuidado para pegar sabor. Transfira para uma cumbuca.
4. Na mesma panela, aqueça ligeiramente o molho de tofu reservado. Cubra o espaguete com ele. Decore com o tofu reservado, a pimenta e o ramo de tomilho. Sirva.

bifum com legumes

tempo de preparo 25 minutos
rende 4 porções

1 colher (sopa) de azeite
1 cebola em rodelas
1 dente de alho bem picado
1 pimentão vermelho pequeno, sem sementes, cortado em tiras
1 pimentão amarelo pequeno, sem sementes, cortado em tiras
1 pimentão verde pequeno, sem sementes, cortado em tiras
½ pimenta-malagueta, sem sementes, picada
2 cenouras, sem casca, cortadas em tiras
½ xícara de shoyu
1 abobrinha média cortada em tiras
200 g de shimeji branco limpo
½ xícara de ervilha afervantada
200 g de bifum
sal a gosto
2 pimentas-malaguetas pequenas para decorar

1. Em uma panela funda ou wok, aqueça o azeite e refogue a cebola e o alho. Acrescente as tiras de pimentão, a pimenta e a cenoura. Refogue e cozinhe por 5 minutos, mexendo às vezes.
2. Ponha o shoyu e cozinhe em fogo bem baixo, mexendo às vezes para os legumes ficarem macios, mas firmes. Adicione a abobrinha, o cogumelo e a ervilha ao refogado e cozinhe por mais 5 minutos.
3. À parte, cozinhe o bifum na água quente com uma pitada de sal por 2 minutos ou até ficar macio, mas firme (ele cozinha muito rápido). Escorra sobre uma peneira.
4. Junte o bifum ao refogado de legumes, mexendo delicadamente. Tempere com o sal. Decore com a pimenta e sirva.

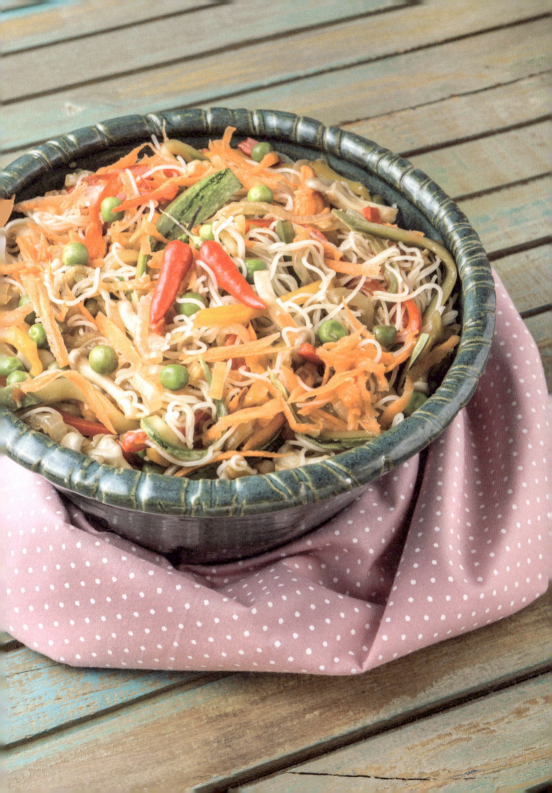

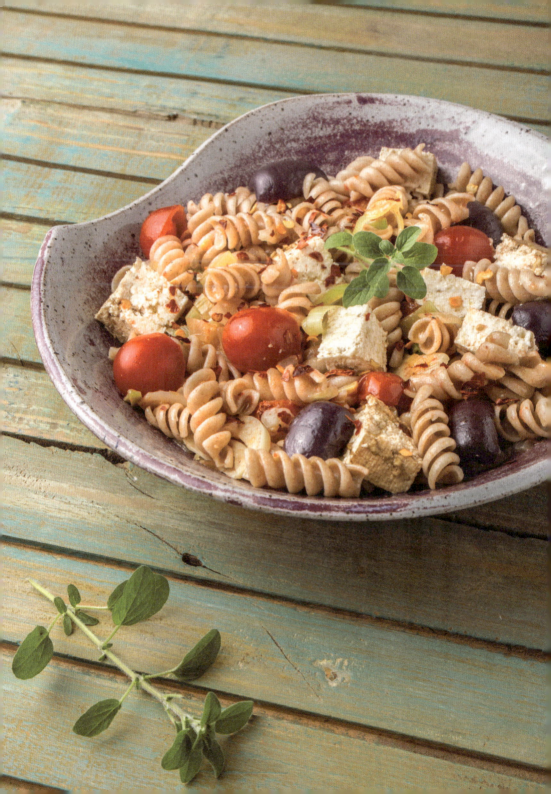

fusilli integral com tomate e tofu marinado

tempo de preparo 20 minutos
rende 4 porções

200 g de fusilli
2 colheres (sopa) de azeite
1 cebola picada
2 dentes de alho cortados em lâminas
2 talos de alho-poró cortados em rodelas
200 g de tomate-cereja cortado ao meio
sal e pimenta-do-reino branca moída na hora a gosto
150 g de tofu marinado (p. 126)
¼ de xícara de azeitona preta sem caroço
manjericão fresco picado e pimenta calabresa a gosto

1. Em uma panela, aqueça água e cozinhe a massa, seguindo as indicações da embalagem, até ficar al dente (macia, mas firme). Escorra e reserve.
2. Na mesma panela, aqueça o azeite e doure a cebola e o alho até a cebola ficar transparente. Adicione o alho-poró e refogue por mais 5 minutos. Acrescente o tomate e mexa rapidamente. Mantenha em fogo baixo, mexendo às vezes. Tempere com o sal e a pimenta.
3. Escorra o tofu da marinada e corte-o em cubinhos. Ponha o tofu na panela com o tomate. Junte a massa escorrida e a azeitona. Mexa delicadamente. Adicione o manjericão picado e a pimenta. Mexa com cuidado e sirva.

pad thai de legumes

tempo de preparo 35 minutos
rende 4 porções

2 cenouras médias sem casca
1 abobrinha grande
1 colher (sopa) de azeite
2 dentes de alho ralados
1 cebola roxa ralada
½ xícara de caldo de legumes (p. 128)
100 g de shimeji preto
¼ de xícara de nirá picado
1 xícara de broto de feijão higienizado
sal e pimenta-do-reino moída a gosto
200 g de tofu marinado (p. 126) cortado em cubos
amendoim, sem casca e sem sal, torrado a gosto

molho

4 colheres (sopa) de shoyu
4 colheres (sopa) de óleo de gergelim
2 colheres (chá) de açúcar de coco
1 pedaço de gengibre de 10 cm ralado
sal e pimenta-de-caiena em pó a gosto

Se preferir, grelhe os cubinhos de tofu em uma frigideira antiaderente untada com azeite antes de usar na receita.

1. Corte as cenouras e a abobrinha em fio com um cortador de legumes em espiral. Reserve.
2. Em uma panela funda ou wok, aqueça o azeite e refogue o alho e a cebola até ficarem dourados. Ponha a cenoura e a abobrinha reservadas. Junte o caldo. Misture bem e cozinhe, mexendo às vezes, por 5 minutos ou até os legumes ficarem macios, mas firmes (se necessário, adicione um pouco mais de caldo de legumes).
3. Adicione o shimeji ao refogado de cenoura. Acrescente também o nirá e o broto de feijão. Tempere com o sal e a pimenta. Ponha o tofu e mexa com cuidado. Mantenha em fogo baixo por mais 5 minutos, mexendo às vezes.
4. Em uma panela, misture todos os ingredientes do molho e leve ao fogo somente para aquecer.
5. Ponha o refogado de legumes em cumbucas e cubra com o molho. Decore com o amendoim e sirva em seguida.

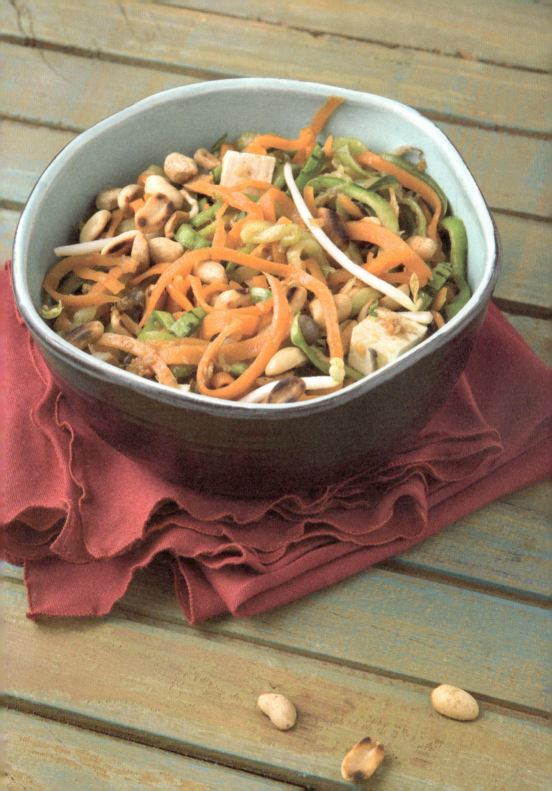

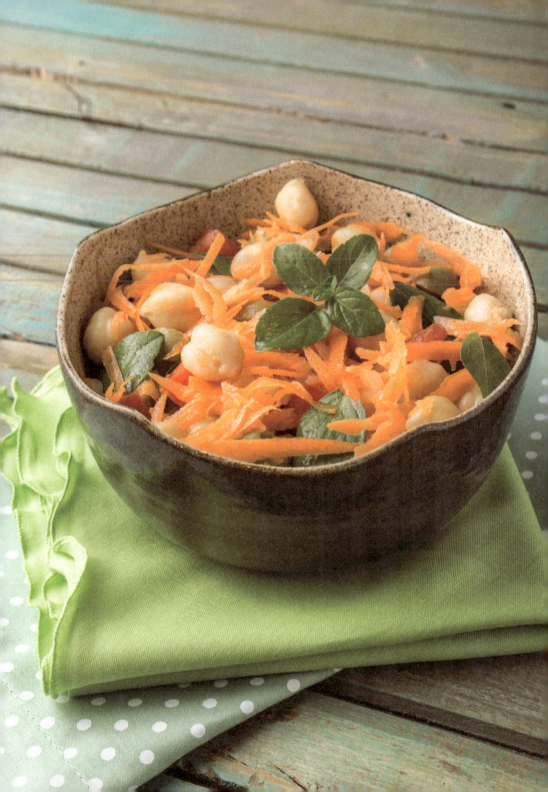

salada refrescante de grão-de-bico

tempo de preparo 15 minutos
rende 4 porções

2 xícaras de grão-de-bico cozido
1 cebola média bem picada
2 cenouras pequenas, sem casca, raladas
2 tomates médios bem vermelhos, sem sementes, cortados em cubinhos
¼ de xícara de manjericão fresco
¼ de xícara de azeite
sal do Himalaia e pimenta calabresa a gosto
½ xícara de azeitona verde sem caroço cortada em rodelas

1. Em uma tigela, ponha o grão-de-bico, a cebola, a cenoura, o tomate e o manjericão.
2. Misture delicadamente. Adicione o azeite e tempere com o sal e a pimenta.
3. Mexa novamente com cuidado, junte a azeitona e decore com um raminho de manjericão pouco antes de servir.

Se preferir, deixe na geladeira por 1 hora antes de servir.

tabule de quinoa tricolor

tempo de preparo 25 minutos
rende 4 porções

½ xícara de quinoa tricolor
1 pepino japonês médio cortado em cubos
200 g de tomate-cereja cortado ao meio
1 cebola média cortada em cubos
uma pitada de zátar
uma pitada de pimenta-síria
3 colheres (sopa) de hortelã picada
sal a gosto
1 colher (sopa) de suco de limão
½ xícara de damasco seco picado
¼ de xícara de pignoli
¼ de xícara de azeite

1. Coloque a quinoa em uma peneira de trama fina e lave bem os grãos em água corrente. Transfira para uma panela com água suficiente para cobrir os pequenos grãos. Cozinhe por 15 minutos ou até ficar macia, mas firme.
2. Escorra muito bem e transfira para uma tigela. Adicione os ingredientes restantes e regue com o azeite, misturando delicadamente. Sirva decorado com raminhos de hortelã.

Para o damasco não amolecer muito, adicione-o à receita pouco antes de servir.

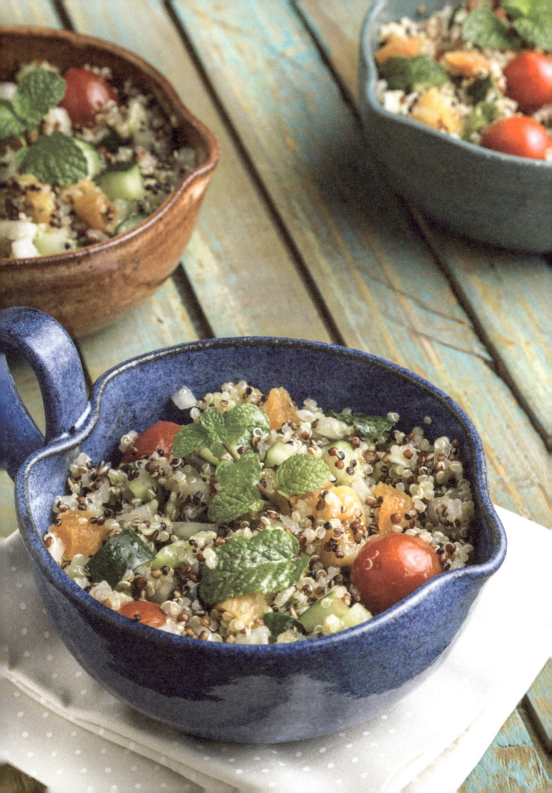

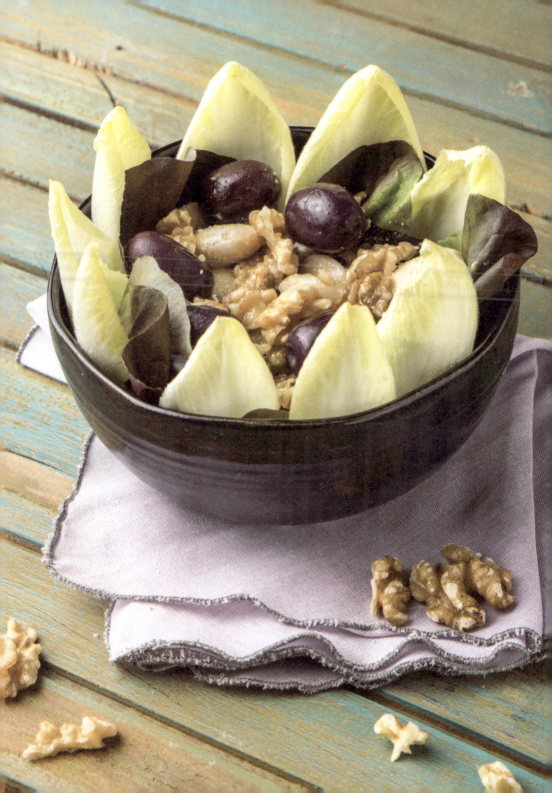

salada de fava com nozes e folhas verdes

tempo de preparo 20 minutos
rende 4 porções

molho

4 nozes, sem casca, picadas
1 dente de alho
1 colher (sopa) de tofu defumado ralado
½ xícara de azeite
1 colher (sopa) de suco de limão-siciliano
sal e pimenta-do-reino branca moída a gosto

salada

2 xícaras de fava branca cozida
¼ de xícara de azeitona preta sem caroço
¼ de xícara de nozes, sem casca, grosseiramente picadas
sal a gosto
2 pés de endívia limpos e escorridos
1 pé de alface roxa limpo e escorrido

1. No liquidificador, bata todos os ingredientes do molho até virar uma mistura homogênea e reserve.
2. Em uma tigela grande, misture todos os ingredientes da salada, exceto as folhas e reserve alguns nozes para decorar. Mantenha na geladeira, coberta com filme de PVC, por 1 hora.
3. Arrume a endívia e as folhas de alface nas cumbucas. No centro delas, ponha a salada. Cubra com o molho, decore com as nozes reservadas e sirva.

salada de cenoura e brotos

tempo de preparo 25 minutos
rende 4 porções

salada

suco de ½ limão
1 maçã red, com casca e sem sementes, picada
2 cenouras médias, sem casca, raladas
½ xícara de amêndoa, sem casca e sem pele, em lascas e ligeiramente torrada
2 colheres (sopa) de golden berry
100 g de brotos de alfafa higienizados
100 g de brotos de feijão higienizados

molho

2 colheres (sopa) de suco de limão-siciliano coado
5 colheres (sopa) de azeite
½ colher (sopa) de melado de cana
sal a gosto
½ pimenta dedo-de-moça, sem sementes, picada
½ pimenta dedo-de-moça, com sementes e cortada em rodelas, para decorar

1. Para a salada, em uma tigela, ponha o suco de limão e os pedaços de maçã. Reserve. Em outra tigela, misture os ingredientes restantes e reserve.
2. Em uma tigela, coloque todos os ingredientes do molho e bata com um fouet até virar uma mistura homogênea. Escorra bem a maçã e adicione à salada. Cubra com o molho e decore com as rodelinhas de pimenta. Sirva.

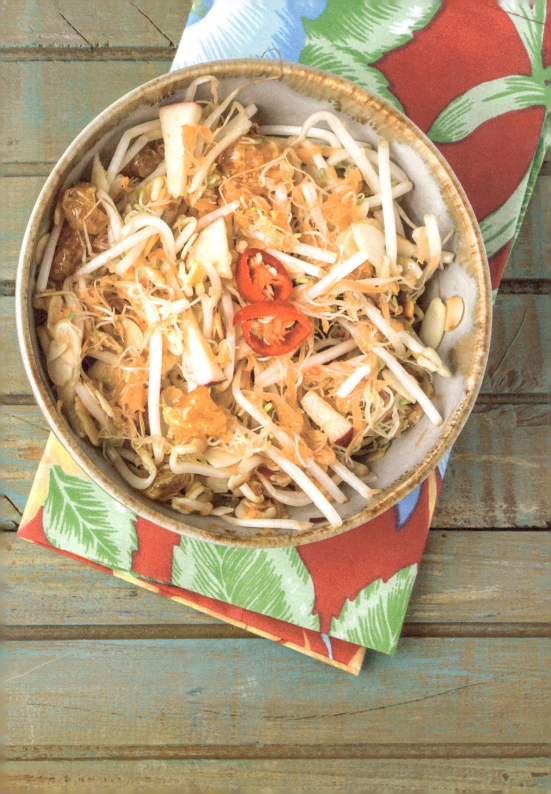

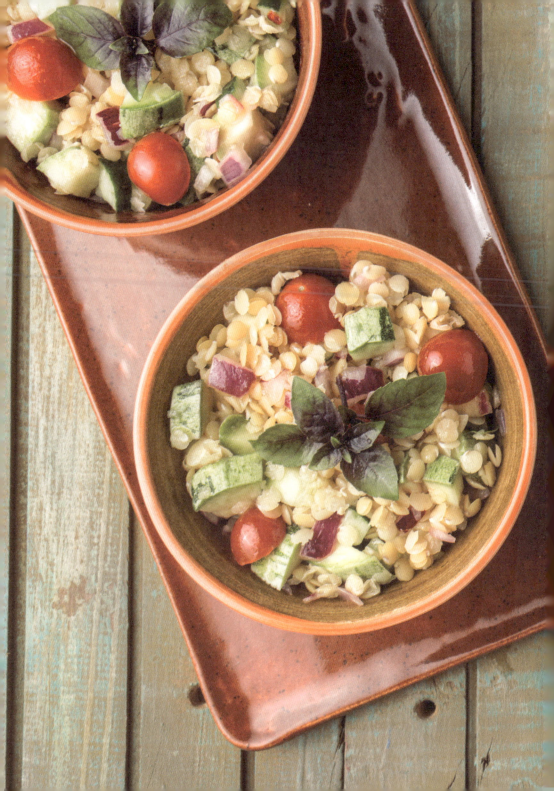

salada de lentilha vermelha com abobrinha marinada

tempo de preparo 35 minutos (+ o tempo de remolho)
rende 4 porções

abobrinha marinada

1 abobrinha média cortada em cubinhos
¼ de xícara de azeite
2 colheres (sopa) de suco de limão-siciliano coado
2 dentes de alho ralados
1 cebola roxa pequena cortada em cubinhos
sal e pimenta calabresa a gosto
uma pitada de lemon pepper
¼ de xícara de manjericão roxo fresco

salada

1 xícara de lentilha vermelha crua
1 folha de louro
1 pepino japonês cortado em cubos
100 g de tomate-cereja cortado ao meio
sal e pimenta-do-reino a gosto

Esta lentilha, após ficar no remolho por 12 horas, cozinha muito rápido. Então, preste atenção ao tempo de cozimento do grão. Se você deixar a abobrinha marinando na geladeira em uma tigela com tampa, seu sabor ficará mais intenso.

1. Reserve a abobrinha sobre uma peneira por 10 minutos e aperte com as costas de uma colher para escorrer o excesso de líquido. Depois, misture-a aos ingredientes restantes, exceto o manjericão, em uma tigela e cubra com filme de PVC. Mantenha na geladeira por uma noite para apurar bem.
2. Para a salada, deixe a lentilha de molho em água suficiente para cobrir os grãos por uma noite. No dia do preparo, escorra bem e coloque na panela de pressão com água suficiente para cobrir os grãos e o louro. Tampe e cozinhe por 5 minutos após a panela começar a chiar. Deixe sair a pressão e abra a panela.
3. Escorra bem, separadamente, a lentilha e o pepino por 10 minutos em uma peneira. Transfira-os para uma tigela funda e adicione os ingredientes restantes. Junte também a abobrinha marinada. Misture bem e decore com o manjericão reservado. Sirva em seguida.

salada de beterraba, abóbora e pesto de pistache

tempo de preparo 30 minutos
rende 4 porções

pesto de pistache

½ xícara de manjericão
¼ de xícara de tofu defumado ralado
2 dentes de alho, sem casca
½ xícara de pistache, sem casca
⅓ de xícara de azeite
uma pitada de sal do Himalaia
uma pitada de pimenta-do-reino branca
uma pitada de pimenta calabresa

salada

4 beterrabas grandes cozidas
400 g de abóbora, sem casca, cozida
1 pé de alface limpo
¼ de xícara de sementes de girassol ligeiramente torradas

1. Para o pesto, no liquidificador, bata todos os ingredientes até virar um molho cremoso. Reserve em temperatura ambiente.
2. Para a salada, corte a beterraba e a abóbora em cubos. Em uma cumbuca, arrume as folhas. Por cima, disponha a beterraba e a abóbora. Cubra com o molho pesto e polvilhe com as sementes de girassol. Sirva em seguida.

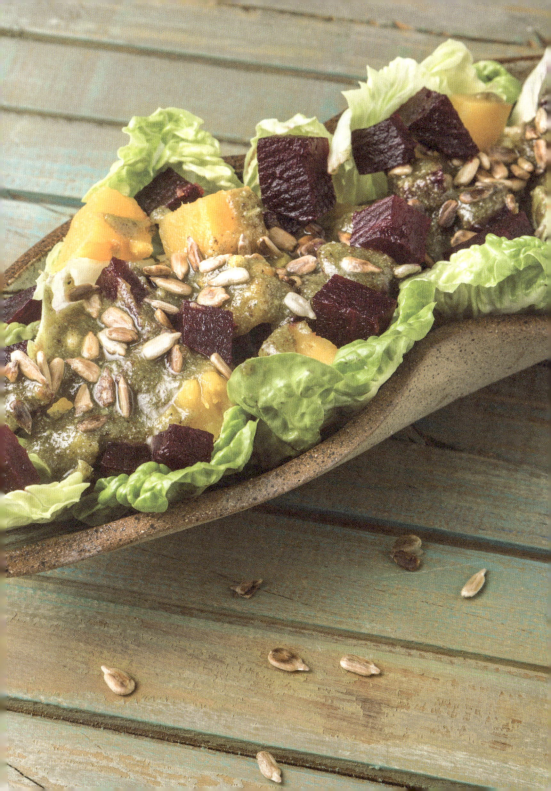

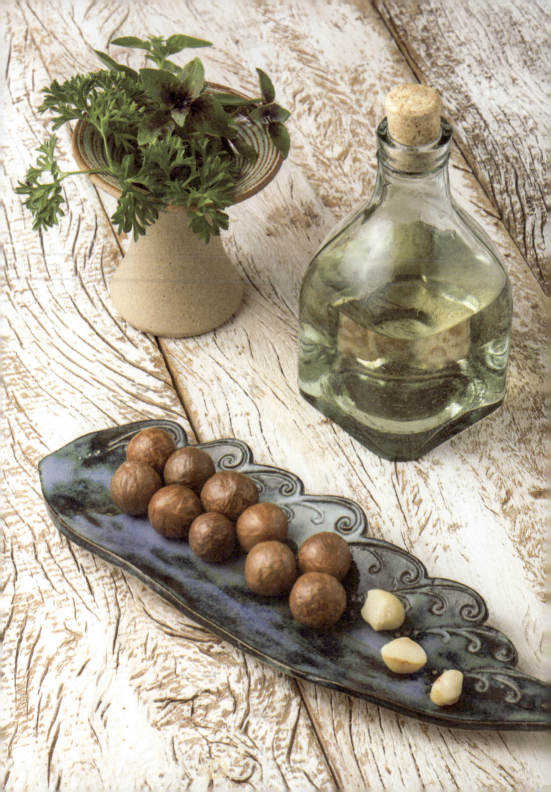

ocasiões especiais

celebre em grande estilo

arroz com legumes

tempo de preparo 30 minutos
rende 6 porções

1 colher (sopa) de azeite
1 cebola grande picada
1 dente de alho bem picado
1 cenoura, sem casca, cortada em cubinhos
1 abobrinha pequena em cubinhos
1 xícara de buquês de brócolis-ninja
1 xícara de couve-flor picada
¼ de xícara de pimentão verde, sem sementes, em cubinhos
uma pitada de sal
uma pitada de pimenta-do-reino moída na hora a gosto
1 xícara de palmito em conserva escorrido e cortado em rodelas
1 xícara de água quente
2 xícaras de arroz integral 8 grãos cozido em água e sal
3 castanhas-do-pará picadas
uva-passa branca, sem sementes, e tofu defumado ralado a gosto

1. Em uma panela, aqueça o azeite e frite a cebola e o alho, mexendo até a cebola dourar. Adicione a cenoura, a abobrinha, os brócolis, a couve-flor e o pimentão. Tempere com o sal e a pimenta. Mexa bem e acrescente o palmito.
2. Adicione a água, tampe a panela e cozinhe, mexendo às vezes, por 15 minutos em fogo baixo ou até a cenoura ficar macia e a água quase secar. Junte o arroz, a castanha e as passas, mexendo delicadamente somente para aquecer.
3. Transfira para uma cumbuca e polvilhe com o tofu defumado. Sirva em seguida.

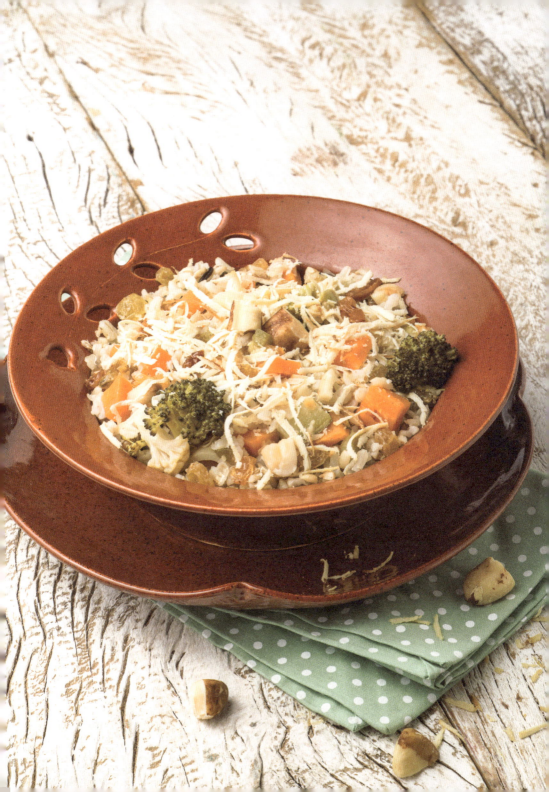

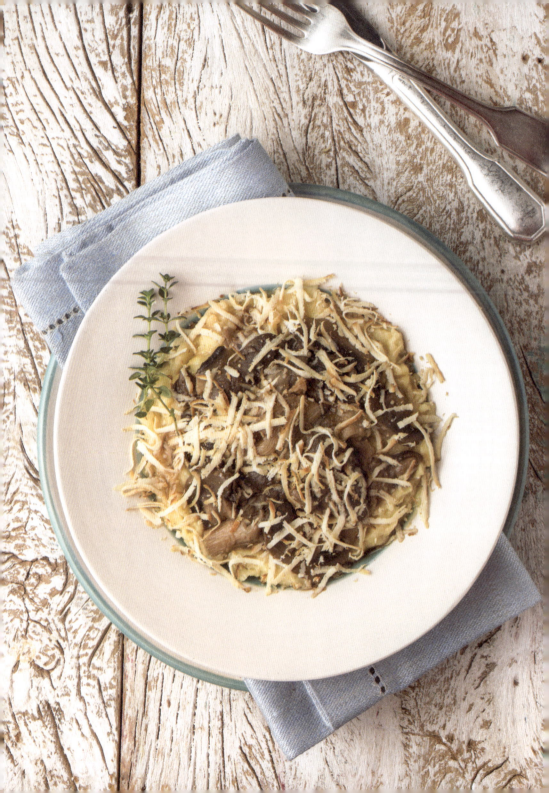

polenta cremosa com refogado de cogumelos

tempo de preparo 35 minutos
rende 4 porções

polenta

2 colheres (sopa) de azeite
1 dente de alho picado
4 xícaras de água
sal a gosto
uma pitada de pimenta-do-reino branca moída na hora
2 xícaras de fubá fino orgânico

refogado de cogumelos

200 g de shimeji
200 g de shitake
200 g de hiratake
200 g de cogumelos-de-paris frescos
1 colher (sopa) de azeite
1 cebola ralada
uma pitada de sal
¼ de xícara de vinho branco vegano (se preferir, use o caldo de legumes da p. 128)
½ xícara de shoyu sem glutamato monossódico
tofu defumado ralado
e tomilho-limão para decorar

1. Para a polenta, aqueça o azeite em uma panela e doure o alho. Acrescente metade da água, o sal e a pimenta. Mexa bem, tampe e deixe ferver.
2. Misture o fubá à água restante. Quando a água da panela ferver, junte o fubá molhado e misture bem até dissolvê-lo totalmente. Cozinhe, mexendo às vezes, por 15 minutos ou até ficar cremoso. Retire do fogo.
3. Para o refogado, limpe os cogumelos com um jato de água para retirar o excesso de terra. Depois, passe um pano limpo e úmido para deixá-los bem limpos. Corte-os em lâminas e reserve.
4. Em uma panela, aqueça o azeite e frite a cebola até ficar transparente. Tempere com o sal. Acrescente os cogumelos reservados e misture bem.
5. Acrescente o vinho ou o caldo de legumes. Cozinhe em fogo baixo até o caldo quase secar. Junte o shoyu, mexa e deixe apurar por mais 5 minutos. Coloque a polenta nas cumbucas e, por cima, o refogado. Decore com o tofu ralado e o ramo de tomilho-limão.

estrogonofe de palmito

tempo de preparo 25 minutos
rende 4 porções

1 colher (sopa) de azeite
2 cebolas pequenas picadas
3 tomates, sem pele e sem sementes, bem picados
¼ de xícara de água quente
400 g de palmito pupunha lavado, escorrido e cortado em rodelas finas
200 g de cogumelo-de-paris limpo e cortado em lâminas
⅓ de xícara de vinho branco vegano
1 colher (chá) de cúrcuma
sal e pimenta-do-reino moída na hora a gosto
1 caixa de creme de aveia para uso culinário
100 g de tofu seco cortado em cubinhos
uma pitada de páprica picante
uma pitada de pimenta-de-caiena
salsinha picada e talos de cebolinha para decorar

1. Aqueça o azeite e refogue a cebola até ficar transparente. Junte o tomate e cozinhe, mexendo, até quase desmanchar. Adicione a água, mexa e cozinhe até quase secar.
2. Mantenha no fogo e acrescente o palmito, o cogumelo e o vinho. Tempere com a cúrcuma, o sal e a pimenta. Mexa. Adicione o creme e o tofu. Misture com cuidado e tempere com a páprica e a pimenta-de-caiena. Mexa mais e sirva polvilhado com a salsinha e decorado com os talos de cebolinha.

Se **o molho** ficar ralo para o seu gosto, adicione 1 colher (chá) de aveia em flocos finos dissolvida em um pouco de água quente.

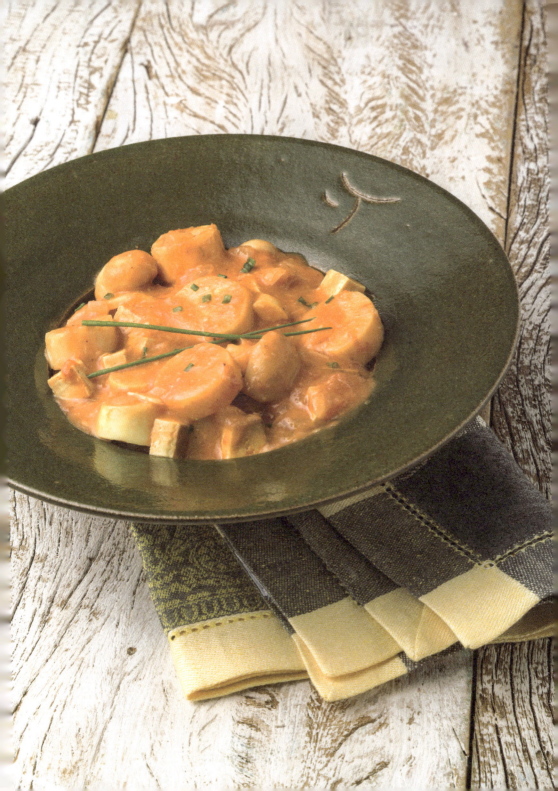

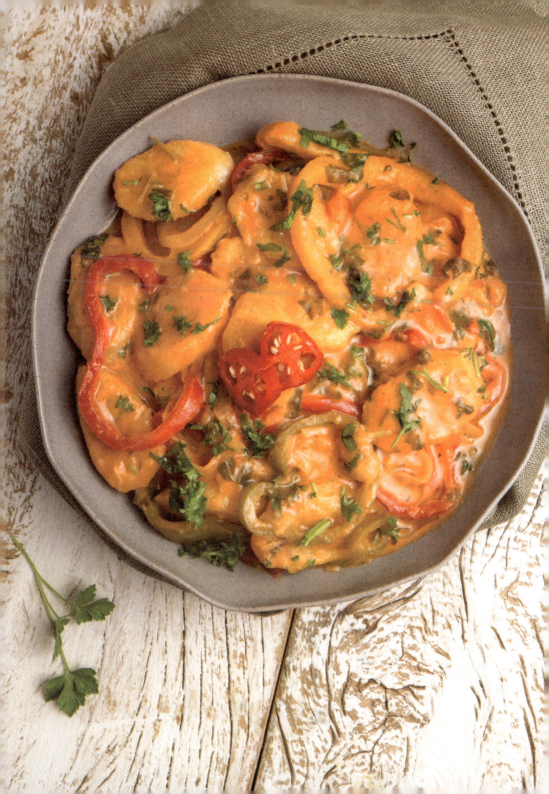

moqueca de banana-da-terra

tempo de preparo 40 minutos (+ o tempo de marinada)
rende 6 porções

6 bananas-da-terra sem casca
suco coado de 1 limão
1 dente de alho picado
3 pimentas dedo-de-moça, sem sementes, picadas
sal e pimenta-do-reino branca moída na hora
2 colheres (sopa) de azeite
2 cebolas grandes cortadas em rodelas finas
1 pimentão amarelo sem sementes em rodelas
1 pimentão verde sem sementes em rodelas
1 pimentão vermelho sem sementes em rodelas
1 lata de tomate pelado
1 1/3 xícara de leite de coco (p. 12)
2 colheres (sopa) de cheiro-verde picado

1. Corte a banana no sentido do comprimento e depois em pedaços grandes. Ponha em uma tigela com o suco de limão, o alho, a pimenta dedo-de-moça, o sal e a pimenta-do-reino. Reserve por 1h30.
2. Aqueça o azeite em uma panela grande e refogue a cebola e os pimentões. Acrescente o tomate pelado, ligeiramente picado, com o conteúdo da lata. Cozinhe por 5 minutos.
3. Por cima, arrume a banana com sua marinada. Cubra com o leite de coco e polvilhe com metade do cheiro-verde. Cozinhe, mexendo às vezes com cuidado, por mais 25 minutos ou até a banana ficar macia e o líquido se reduzir bem. Sirva em seguida, polvilhada com o cheiro-verde restante.

Se **você** gostar da moqueca com mais caldo, não deixe o líquido se reduzir muito. Esta receita pode ser preparada com palmito no lugar da banana-da-terra.

nhoque de abóbora com pesto rosso

tempo de preparo 35 minutos
rende 4 porções

nhoque

600 g de abóbora japonesa, sem casca e sem sementes, cozida no vapor
½ colher (chá) de óleo de coco
1½ xícara de farinha de arroz integral
½ xícara da amaranto em flocos
sal e pimenta-do-reino moída na hora a gosto
2 colheres (sopa) de tofu defumado ralado

pesto rosso

¼ de xícara de azeite
1 dente de alho cortado em lâminas
140 g de tomate seco
sal e pimenta-do-reino moída na hora a gosto
2 ramos de manjericão roxo
⅓ de xícara de nozes, sem casca, grosseiramente picadas

1. Para o nhoque, deixe a abóbora esfriar bem. Em uma tigela, amasse-a e adicione os ingredientes restantes, misturando até virar uma massa homogênea.
2. Forme pequenas bolinhas sobre uma base lisa, polvilhada com farinha de trigo. Aqueça água e cozinhe o nhoque até as bolinhas subirem à superfície. Retire com uma escumadeira e reserve sobre uma peneira.
3. No liquidificador ou processador, ponha todos os ingredientes do pesto, pela ordem pedida na receita, mas reserve algumas nozes. Bata bem até virar um molho homogêneo. Sirva sobre o nhoque quente e polvilhe com as nozes reservadas.

Se quiser aproveitar o óleo do tomate seco, não utilize o azeite pedido na receita para o molho não ficar muito gorduroso. Se preferir e tiver tempo, asse a abóbora no forno, coberta com papel-alumínio, por 40 minutos. O sabor fica muito bom.

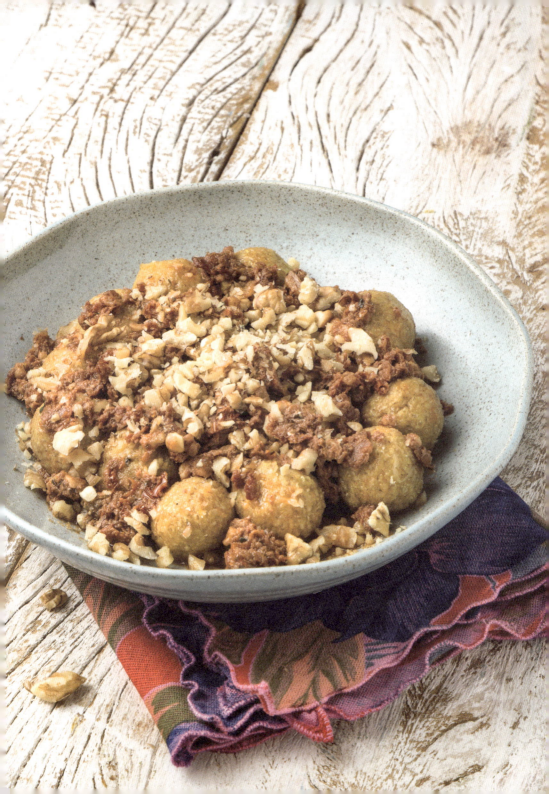

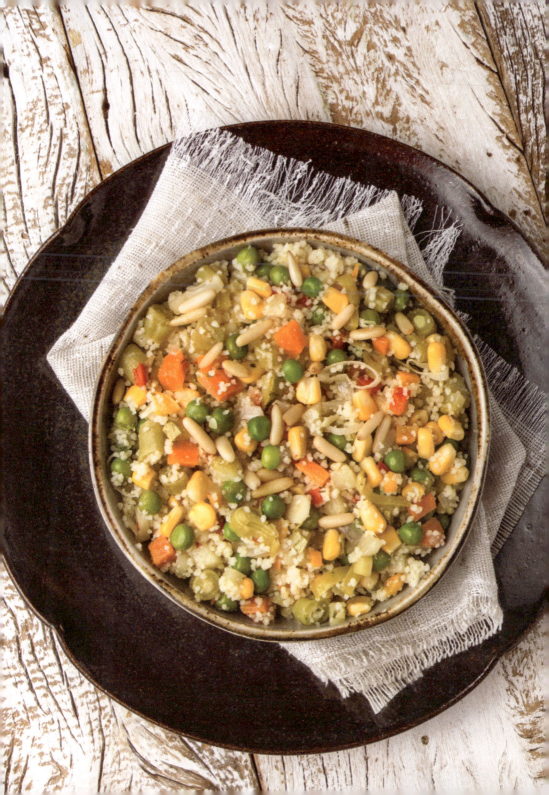

cuscuz marroquino de legumes

tempo de preparo 35 minutos
rende 4 porções

2 xícaras de caldo de legumes (p. 128)
2 colheres (sopa) de suco de limão-siciliano
¼ de xícara de ervas picadas (tomilho, manjericão e cheiro-verde)
uma pitada de pimenta calabresa
1 pedaço de gengibre de 5 cm ralado
sal e pimenta-do-reino moída a gosto
1 xícara de cuscuz marroquino
3 colheres (sopa) de azeite
1 cebola roxa picada
2 talos de alho-poró cortados em rodelas
1 cenoura, sem casca, em cubos
1 chuchu, sem casca, cortado em cubos
⅓ de xícara de pimentão (use o vermelho, o amarelo e o verde), sem sementes, cortado em cubinhos
¼ de xícara de vagem francesa em pedaços
1 abobrinha cortada em cubos
1 xícara de ervilha descongelada
1 lata de milho-verde escorrida
¼ de xícara de pignoli

1. Aqueça 1½ xícara do caldo de legumes com o suco de limão, as ervas, a pimenta, o gengibre, o sal e a pimenta-do-reino. Ponha o cuscuz em uma tigela e despeje o caldo aquecido sobre ele. Misture bem, afofando o cuscuz com um garfo, e reserve por 15 minutos.
2. Em uma panela grande, aqueça o azeite e refogue a cebola e o alho-poró até dourarem. Junte a cenoura, o chuchu, os pimentões e a vagem. Ponha o caldo restante e cozinhe, mexendo às vezes, por 5 minutos ou até a cenoura começar a ficar macia.
3. Acrescente a abobrinha, a ervilha e o milho. Deixe no fogo baixo por mais 5 minutos, mexendo às vezes, até quase secar.
4. Adicione o cuscuz hidratado e mexa com cuidado. Polvilhe com o pignoli e sirva.

Afervente os legumes mais durinhos, como a cenoura, antes de usar no cuscuz, pois, assim, ficarão al dente – macios, mas firmes.

tofu xadrez com castanha de caju

tempo de preparo 25 minutos
rende 4 porções

1 colher (sopa) de azeite
1 cebola roxa cortada em cubos
1 talo de erva-doce cortado em cubos
1 pedaço de gengibre de 5 cm ralado
1 xícara de pimentão verde, vermelho e amarelo, sem sementes, em cubinhos
1 colher (chá) de óleo de gergelim
240 g de tofu firme cortado em cubos
½ xícara de shoyu sem glutamato monossódico
130 g de broto de trevo higienizado
2 colheres (sopa) de cebolinha cortada em rodelas
castanha de caju torrada e talos de cebolinha a gosto

1. Aqueça o azeite e refogue rapidamente a cebola e a erva-doce. Junte o gengibre e os pimentões e cozinhe até ficarem ligeiramente macios.
2. Adicione o óleo de gergelim. Misture bem e ponha o tofu e metade do shoyu. Cozinhe por 10 minutos em fogo baixo, mexendo às vezes.
3. Adicione o broto, o shoyu restante e a cebolinha. Misture delicadamente e deixe no fogo por mais 2 minutos. Retire do fogo e acrescente a castanha. Mexa cuidadosamente e sirva decorado com os talos de cebolinha.

Se preferir, use o tofu fresco, mas marinado (p. 126).

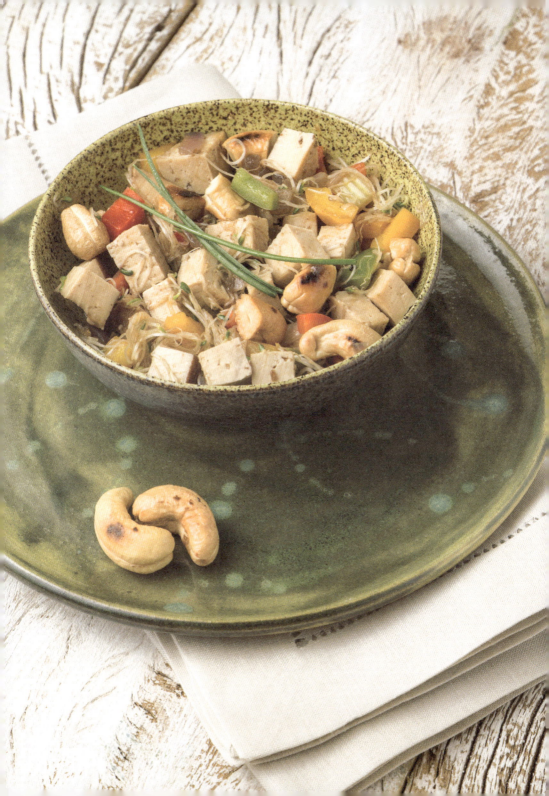

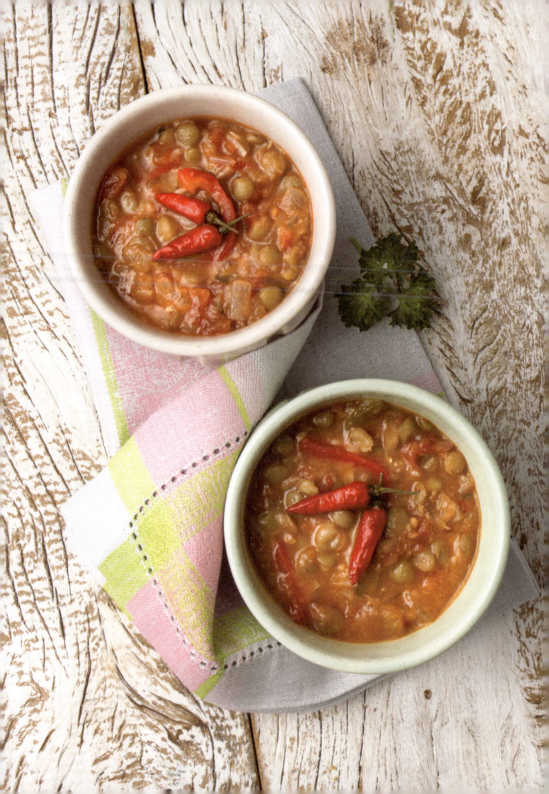

chilli de lentilha

tempo de preparo 25 minutos
rende 4 porções

3 colheres (sopa) de azeite
2 cebolas roxas bem picadas
3 dentes de alho amassados
1 pimentão vermelho, sem sementes, cortado em tiras
1 pimentão verde, sem sementes, cortado em tiras
1 lata de tomate pelado
1 colher (sopa) de água
sal, pimenta-do-reino moída na hora e pimenta calabresa a gosto
3 pimentas-malaguetas bem picadas
1 xícara de lentilha cozida al dente
1 colher (sopa) de salsinha picada
pimenta-malagueta para decorar

1. Em uma panela, aqueça o azeite e refogue a cebola e o alho até ficarem dourados. Adicione os dois tipos de pimentão e cozinhe, mexendo, por 5 minutos.
2. Acrescente o tomate pelado com o conteúdo da lata e a água. Tempere com o sal e as pimentas. Mexa e cozinhe em fogo baixo por mais 10 minutos.
3. Adicione a lentilha e a salsinha picada, mexa com cuidado e deixe no fogo somente para aquecer. Sirva decorado com pimenta-malagueta.

Se o molho do tomate pelado estiver muito concentrado, adicione um pouco mais de água ou de caldo de legumes (p. 128).

almôndegas de berinjela

tempo de preparo 55 minutos
rende 6 porções

4 berinjelas médias cortadas em pedaços pequenos
sal, pimenta-do-reino moída e pimenta calabresa a gosto
1 colher (sopa) de manjericão fresco bem picado
⅓ de xícara de azeite
2 colheres (sopa) de alho e cebola desidratados
3 colheres (sopa) de amaranto em flocos
1½ xícara (chá) de farinha de arroz

1 Preaqueça o forno a 180 °C.
2 Ponha a berinjela em um refratário pequeno e tempere com o sal, as pimentas, o manjericão e o azeite. Misture bem e leve ao forno por 30 minutos ou até ficar macia (vire na metade do tempo). Retire do forno e deixe esfriar bem.
3 Transfira a berinjela para uma tigela e adicione o alho e a cebola desidratados. Adicione o amaranto e misture bem. Acrescente a farinha aos poucos até dar o ponto de enrolar.
4 Enrole e volte ao forno por 15 minutos ou até dourar. Sirva com molho de tomate (p. 128).

Se quiser, adicione outros temperos de sua preferência à berinjela antes de levá-la ao forno.

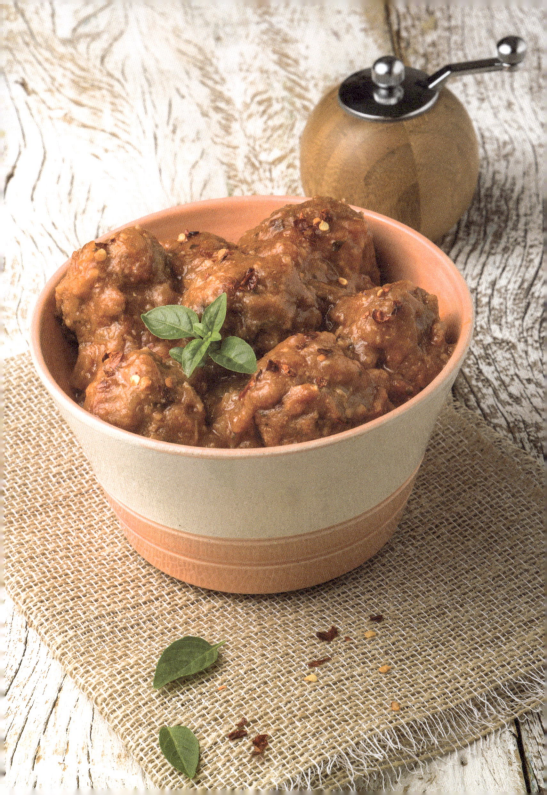

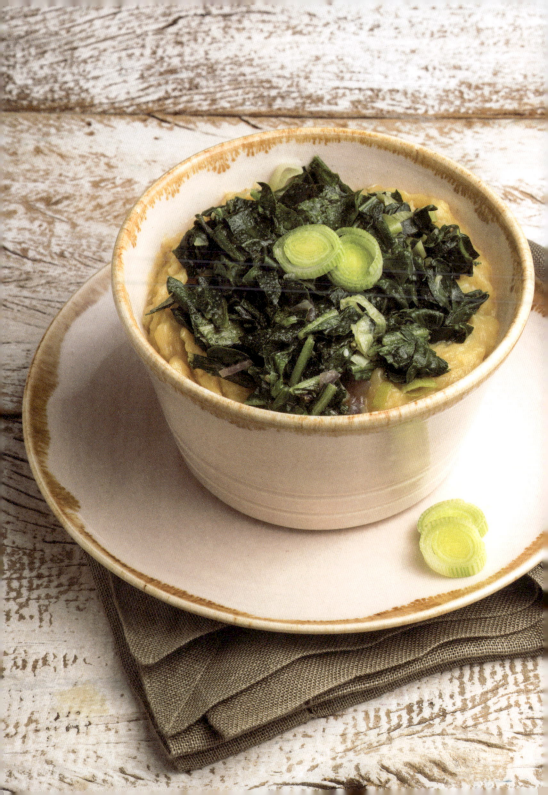

purê de banana-da-terra com
refogado de catalônia

tempo de preparo 35 minutos
rende 4 porções

purê

6 bananas-da-terra bem maduras
2 xícaras de caldo de legumes (p. 128)
suco coado de ½ limão
1 colher (sopa) de vinho branco vegano
sal e pimenta-do-reino branca moída na hora a gosto

refogado

2 colheres (sopa) de azeite
1 cebola roxa pequena picada
1 talo de alho-poró
1 maço de catalônia limpo e bem picado
4 colheres (sopa) de caldo de legumes (p. 128)
½ colher (chá) de zátar
sal e pimenta-do-reino a gosto

1. Para o purê, descasque as bananas e corte-as em rodelas. Leve ao fogo com o caldo e o suco de limão. Deixe cozinhar até a fruta quase desmanchar. Retire do fogo e amasse. Tempere com o vinho, o sal e a pimenta. Ponha nas cumbucas e reserve.

2. Para o refogado, em uma panela, leve ao fogo o azeite e refogue a cebola e o alho-poró. Ponha as folhas picadas e o caldo. Refogue por mais 10 minutos ou até ficarem macias, mas firmes e com caldo. Tempere com o zátar, o sal e a pimenta. Sirva sobre o purê, decorado a gosto com rodelas de alho-poró.

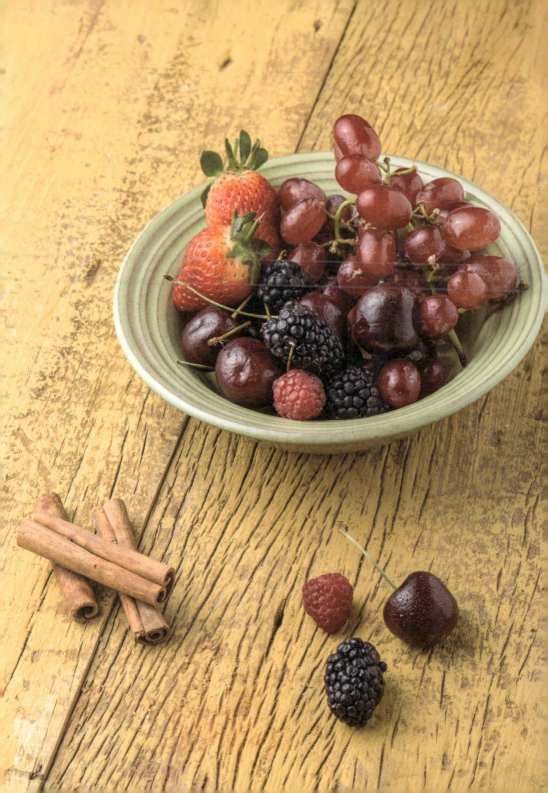

doces maravilhosos

fechando com chave de ouro

musse de maracujá
superprática

tempo de preparo 25 minutos (+ o tempo de remolho e geladeira)
rende 4 porções

musse
1¼ xícara de amêndoas, sem casca e sem sal, com a pele
3 maracujás grandes
¼ de xícara de água
½ xícara de açúcar demerara

calda
1 maracujá grande
½ colher (sopa) de amido de milho
½ xícara de água
3 colheres (sopa) de açúcar demerara

1. Para fazer a musse, deixe a amêndoa de molho por uma noite em água suficiente para cobri-la. No dia de preparo, escorra e reserve.
2. Corte os maracujás e retire a polpa. Bata a polpa rapidamente no liquidificador com a água. Passe pela peneira e transfira a polpa peneirada para o liquidificador com a amêndoa demolhada e o açúcar. Bata até ficar homogêneo.
3. Transfira para as cumbucas e leve à geladeira por 4 horas ou até o momento de servir.
4. Para fazer a calda, corte o maracujá e retire a polpa. Dilua o amido na água e leve ao fogo com a polpa e o açúcar. Cozinhe, em fogo baixo, mexendo às vezes até obter a consistência de uma geleia. Sirva sobre a musse.

Esta musse fica consistente e cremosa por causa da amêndoa. Por isso, não precisa de ágar-ágar.

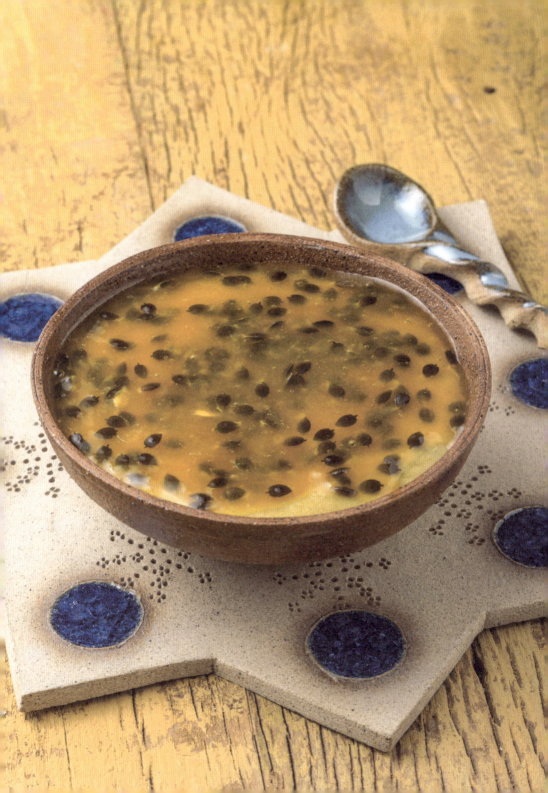

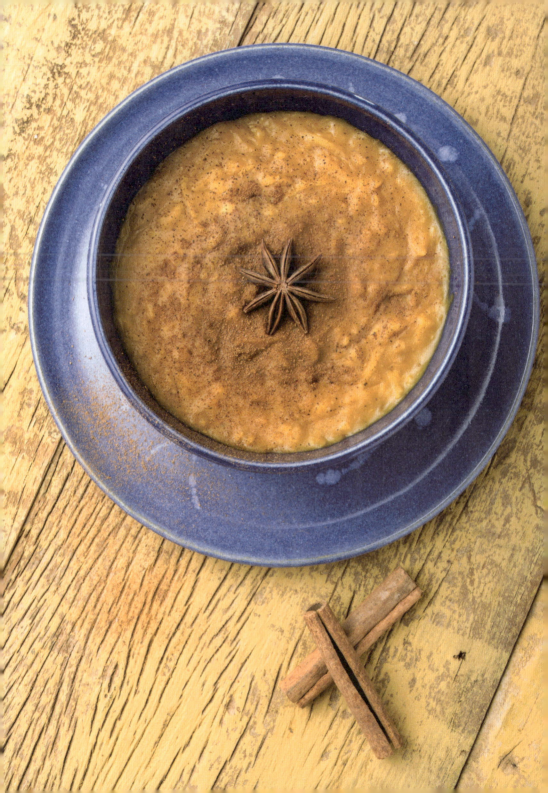

curau de abóbora com coco

tempo de preparo 35 minutos
rende 6 porções

500 g de abóbora japonesa, sem casca e sem sementes, cortada em cubos
1½ xícara de água
cravo-da-índia a gosto
1 pau de canela
1 xícara de leite de coco (p. 12)
½ xícara de açúcar de coco
1½ xícara de coco fresco ralado
uma pitada de sal
canela em pó a gosto
anis-estrelado para decorar

1 Na panela de pressão, cozinhe a abóbora com a água, o cravo e o pau de canela por 10 minutos após a panela começar a chiar ou até ficar macia. Espere a pressão sair naturalmente e abra a panela. Deixe esfriar e escorra, reservando apenas ⅓ da água do cozimento. Descarte as especiarias.

2 No liquidificador, bata a abóbora com a água do cozimento reservada. Transfira para uma panela e junte o leite de coco, o açúcar e o coco. Leve ao fogo.

3 Tempere com o sal e cozinhe, mexendo às vezes, até engrossar ligeiramente. Sirva polvilhado com a canela em pó e decorado com o anis-estrelado.

banana cremosa

tempo de preparo 35 minutos (+ o tempo de remolho)
rende 4 porções

creme

1 xícara de castanha de caju sem sal
1¼ xícara de leite de aveia (p. 127)
1 colher (chá) de extrato de baunilha
3 colheres (sopa) de açúcar demerara
3 bananas-prata grandes e maduras, sem casca, picadas

calda

½ xícara de açúcar demerara
1 xícara de água
1 pau de canela
2 anises-estrelados
2 bananas-prata grandes e maduras, sem casca, cortadas em rodelas grossas

1. Para o creme, ponha a castanha de molho em água suficiente para cobri-la por uma noite. No dia do preparo, escorra bem e ponha-a no liquidificador com o leite de avcia, o extrato de baunilha, o açúcar e a banana picada. Bata até virar um creme homogêneo.

2. Para fazer a calda, leve ao fogo o açúcar com a água e as especiarias. Quando começar a engrossar, adicione a banana e, mexendo às vezes, cozinhe por mais 5 minutos em fogo baixo ou até a banana começar a amolecer. Retire do fogo e reserve.

3. Na hora de servir, em cumbucas, alterne camadas de banana em calda e creme, finalizando com o creme. Decore com mais calda e sirva imediatamente para o creme não escurecer.

Esta receita é uma versão vegana e adaptada do banana pudding, doce de uma tradicional confeitaria de Nova York. Dependendo do tamanho da banana, talvez você tenha que adicionar mais leite vegetal. Nesse caso, terá que colocar mais castanha de caju demolhada também, pois é ela que dá consistência ao creme.

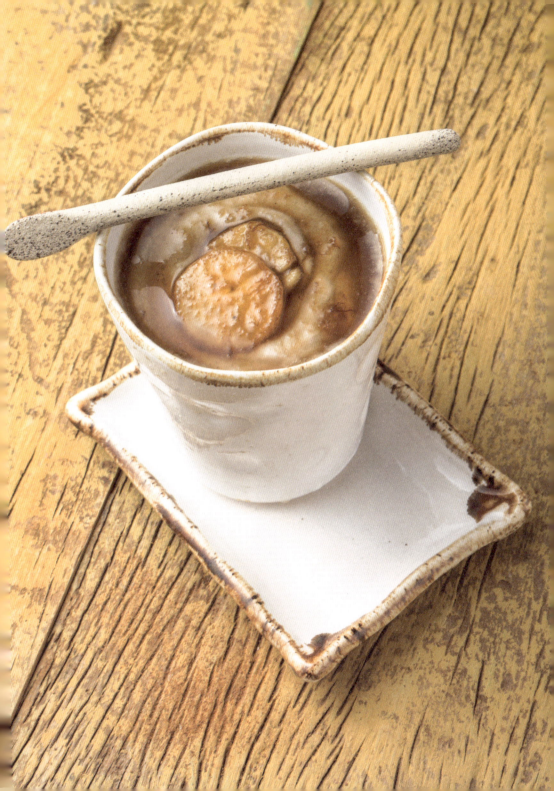

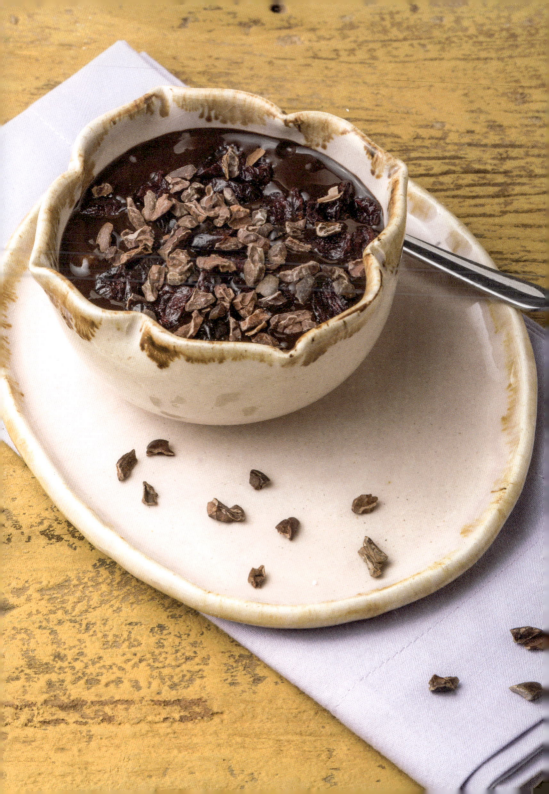

chocolate cremoso com nibs de cacau e cranberries

tempo de preparo 25 minutos
rende 4 porções

2 xícaras de leite de aveia bem grosso (p. 127)
2 xícaras de chocolate meio amargo vegano (sem lactose) picado
1/3 de xícara de açúcar mascavo
1 colher (sopa) de extrato de baunilha
100 g de cranberries desidratadas
nibs de cacau a gosto

1. Em uma panela, ponha o leite e o chocolate. Leve ao fogo, mexendo sempre, até o chocolate derreter. Adicione o açúcar e, mexendo sempre, deixe no fogo por 15 minutos ou até engrossar ligeiramente.
2. Retire do fogo e ponha o extrato de baunilha. Misture rapidamente e transfira para uma tigela até esfriar.
3. Ao esfriar, ponha um pouco nas cumbucas e cubra com parte das cranberries. Ponha mais creme de chocolate por cima da fruta e decore com as cranberries restantes e os nibs de cacau. Sirva em seguida.

Prepare um leite de aveia mais espesso para esta receita, pois ele ajuda a engrossar o creme sem adicionar amido.

sopa de frutas ao vinho

tempo de preparo 30 minutos
rende 6 porções

sopa

½ caixa de morangos limpos, sem o cabinho, cortados em rodelas
1 manga Haden, sem casca, cortada em cubos
2 fatias de abacaxi, sem casca e sem miolo, cortadas em cubos
2 fatias de melão, sem casca e sem sementes, cortadas em cubinhos
3 bananas-prata, sem casca, cortadas em rodelas
1 maçã red, sem casca e sem sementes, cortada em cubos
2 kiwis, sem casca, cortados em cubos
½ xícara de uvas vermelhas, sem sementes, cortadas ao meio
1 colher (sopa) de suco de limão

calda

2 xícaras de suco de laranja natural e coado
3 colheres (sopa) de suco de limão-siciliano
⅓ de xícara de açúcar mascavo
1 xícara de vinho vegano branco seco
anis-estrelado, cravo-da-índia e canela em pau a gosto

1. Ponha as frutas em uma tigela grande e adicione o suco de limão. Cubra com filme de PVC e reserve na geladeira.
2. Para fazer a calda, leve ao fogo todos os ingredientes e mexa bem. Cozinhe por 20 minutos ou até a calda se reduzir um pouco. Retire do fogo.
3. Escorra as frutas reservadas. Transfira para uma cumbuca e cubra com a calda. Sirva em seguida.

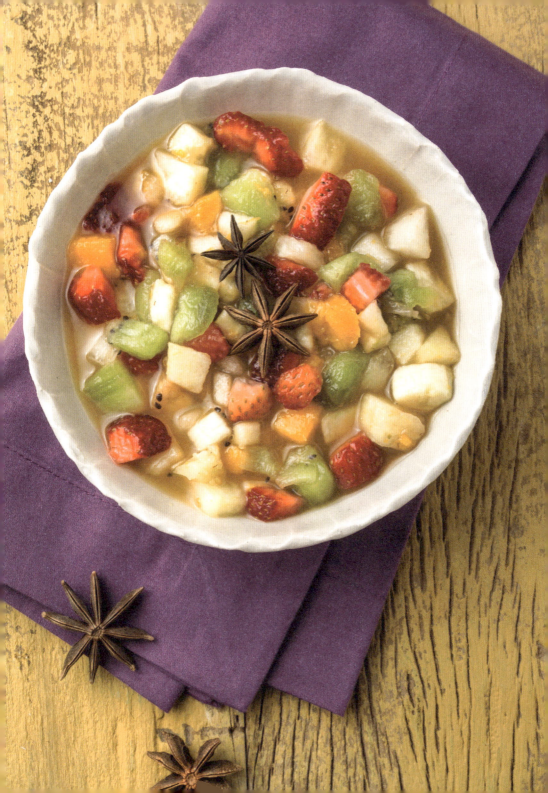

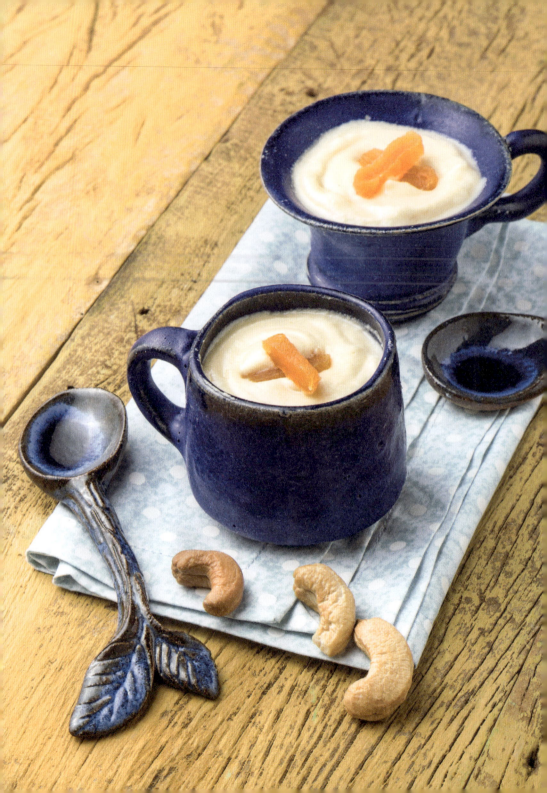

musse de damasco

tempo de preparo 15 minutos (+ o tempo de remolho)
rende 4 porções

1 xícara de damasco seco
1½ xícara de água filtrada
1 xícara de castanha de caju sem sal ou macadâmia

1. Ponha o damasco (reserve 6) em uma tigela e cubra com ½ xícara de água. Ponha a castanha de molho na água restante em outra tigela. Reserve por uma noite.
2. No dia do preparo, escorra bem a castanha e ponha no liquidificador com o damasco e a água do seu remolho. Junte também 5 damascos reservados e grosseiramente picados e bata bem até ficar homogêneo.
3. Transfira para uma tigela com tampa e leve à geladeira até o momento de servir. Corte o outro damasco em tiras e decore a musse antes de servir.

Se preparar com castanha de caju, você não precisa adoçar. Caso prepare com macadâmia, adoce a gosto.

granita de morango com limão-siciliano e hortelã

tempo de preparo 20 minutos (+ o tempo de geladeira)
rende 4 porções

1 pedaço de gengibre de 5 cm
½ xícara de açúcar demerara
½ xícara de suco de limão-siciliano coado
1 caixa de morangos, sem o cabinho, lavados e picados
1 colher (sopa) de raspas da casca de limão-siciliano
uma pitada de sal
2 xícaras de água
2 colheres (sopa) de folhas de hortelã
ramos de hortelã para decorar

1. Rale o gengibre e esprema em uma peneira para retirar apenas o sumo. Descarte os resíduos. Ponha o sumo no liquidificador com os ingredientes restantes e bata bem. Coe e transfira para uma tigela de inox. Leve ao freezer por 4 horas.
2. Raspe bem com ajuda de um garfo. Leve ao freezer outra vez. Na hora de servir, raspe novamente e decore com um ramo de hortelã.

No lugar do morango, você pode usar cranberries. Para facilitar o processo de raspar a granita com o garfo, deixe-a fora da geladeira por alguns minutos.

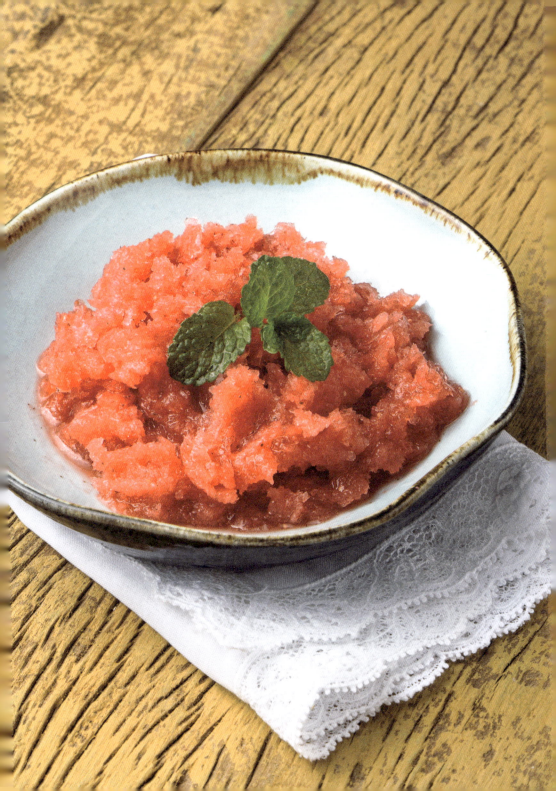

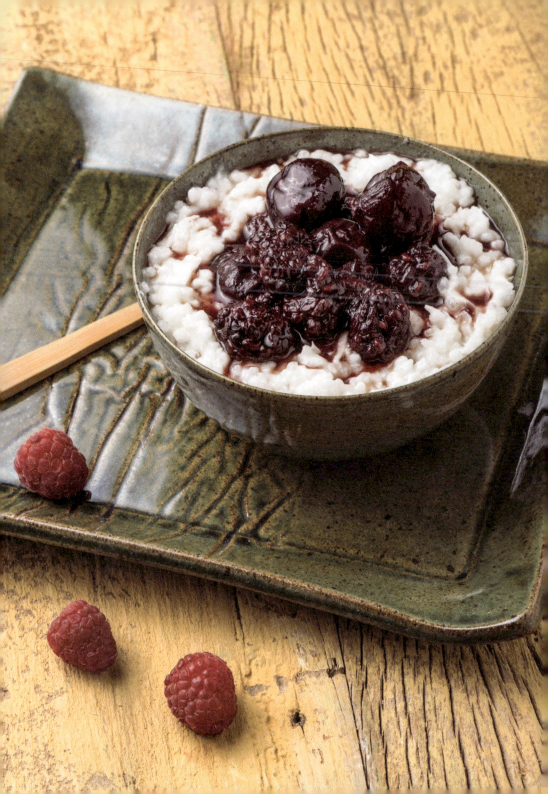

falso pudim de tapioca com calda de frutas vermelhas

tempo de preparo 1h30
rende 6 porções

pudim

1 xícaras de leite vegetal
2 xícaras de leite de coco (p. 12)
½ xícara de açúcar demerara
1½ xícara de farinha de tapioca média
1½ xícara de coco fresco ralado
uma pitada de sal do Himalaia

calda

½ xícara de morangos limpos, sem o cabinho, cortados ao meio
½ xícara de amoras
½ xícara de framboesas
½ xícara de cerejas frescas, sem o cabinho, inteiras
1 xícara de água
½ xícara de açúcar mascavo
1 pau de canela
2 anises-estrelados

1. Para o pudim, leve ao fogo o leite vegetal com o leite de coco e o açúcar. Mexa bem até que vire uma mistura homogênea.
2. Transfira para uma tigela e adicione a tapioca e o coco. Acrescente o sal e misture bem. Reserve por, pelo menos, 1 hora, coberta com filme de PVC.
3. Para a calda, leve ao fogo todos os ingredientes e cozinhe, mexendo às vezes, por 20 minutos até a calda engrossar. Sirva sobre a tapioca.

doce de coco cremoso

tempo de preparo 35 minutos
rende 4 porções

1½ xícara de açúcar de coco
2 xícaras de água
cravo-da-índia e canela em pau a gosto
3 xícaras de coco fresco ralado

Em uma panela, ponha todos os ingredientes. Misture bem e leve ao fogo, mexendo às vezes, por aproximadamente 30 minutos ou até engrossar e a calda quase secar. Sirva frio.

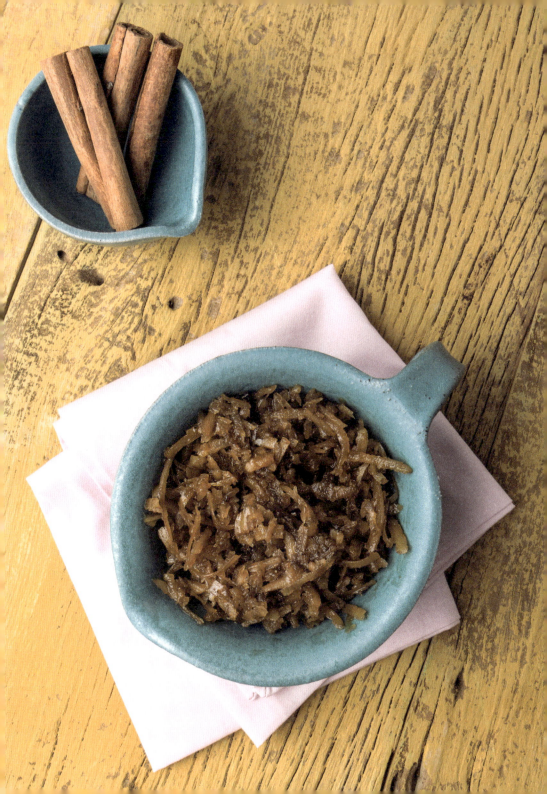

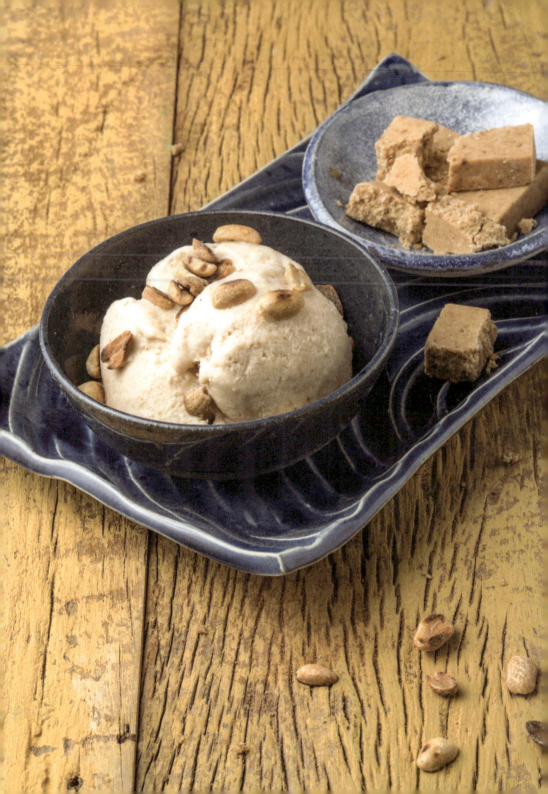

sorvete de paçoquinha com amendoim torrado

tempo de preparo 15 minutos (+ o tempo de geladeira)
rende 4 porções

½ xícara de açúcar demerara
10 paçoquinhas (200 g)
2 xícaras de leite de coco (p. 12)
1 xícara de leite de amendoim
amendoim ligeiramente torrado a gosto

1. No liquidificador, bata o açúcar, a paçoquinha, o leite de coco e o leite de amendoim. Bata bem até ficar homogêneo. Transfira para um recipiente de inox com tampa e leve ao freezer por 4 horas.
2. Passado esse tempo, bata novamente no liquidificador e leve ao freezer outra vez até firmar.
3. Retire da geladeira 5 minutos antes de servir. Sirva em cumbucas, decorado com o amendoim.

creme de manga com calda de gengibre

tempo de preparo 35 minutos
rende 4 porções

calda de gengibre
1 xícara de açúcar demerara
2 xícaras de água
1/3 de xícara de gengibre cortado em rodelas

manga
3 mangas Tommy sem casca e sem caroço
2 colheres (sopa) de açúcar demerara

1. Para a calda, leve ao fogo todos os ingredientes e mexa, às vezes, até engrossar. Cozinhe por mais 5 minutos em fogo baixo. Retire do fogo e reserve.
2. Para preparar o creme, bata ligeiramente a manga com o açúcar no liquidificador até virar uma mistura cremosa (se necessário, bata aos poucos). Transfira para cumbucas e sirva com a calda.

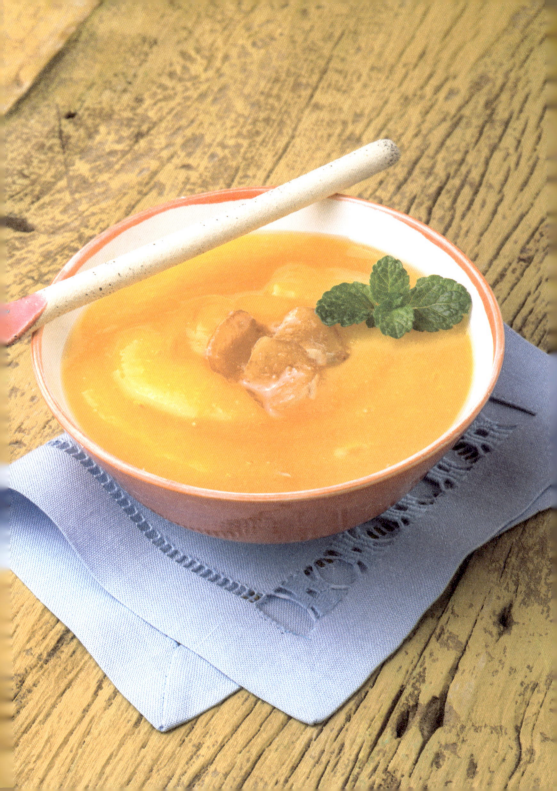

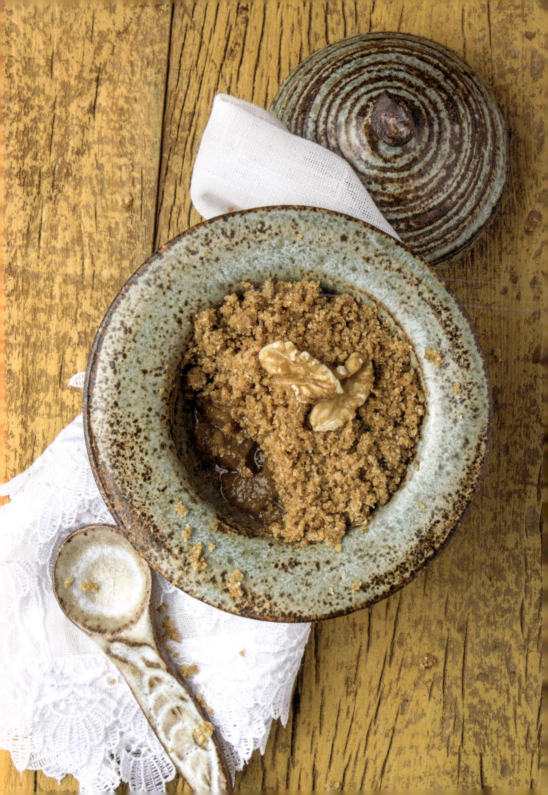

falso crumble de abacaxi

tempo de preparo 40 minutos
rende 4 porções

recheio

1 abacaxi pérola pequeno, sem casca e sem o miolo, picado
½ xícara de açúcar de coco
anis-estrelado, cravo e canela em pau a gosto
1 xícara de água

cobertura

½ xícara de amaranto em flocos
2 colheres (sopa) de linhaça dourada
uma pitada de sal do Himalaia
2 colheres (sopa) de óleo de coco
½ xícara de nozes picadas
¼ de xícara de pistache, sem casca, picado
¼ de xícara de açúcar de coco

1. Leve ao fogo todos os ingredientes do recheio e cozinhe, mexendo às vezes, por 20 minutos ou até virar um doce com pouca calda. Retire do fogo e reserve.
2. Para fazer a cobertura, bata no processador todos os ingredientes até formar uma farofa úmida. Reserve.
3. Preaqueça o forno a 180 °C.
4. Em uma cumbuca que possa ir ao forno, ponha o doce e cubra com a farofa. Leve ao forno até dourar. Sirva quente.

Esta farofa fica bem úmida. Se quiser uma versão mais prática do doce, nem precisa levá-lo ao forno. Basta polvilhar a farofa sobre o doce, cobrindo-o totalmente, e servir.

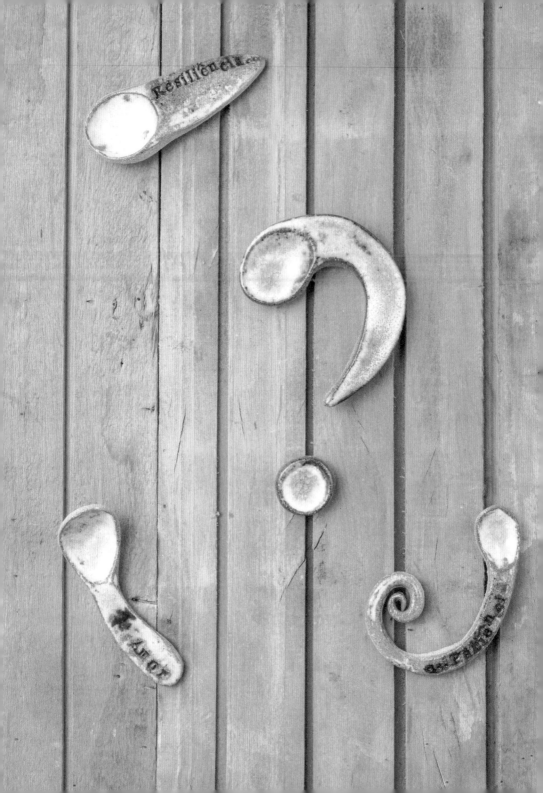

receitas básicas

simples e bem feito

tofu marinado

½ xícara de shoyu sem glutamato monossódico
2 dentes de alho, sem casca, ralados
1 pedaço de gengibre fresco de 5 cm ralado
duas pitadas de lemon pepper
2 colheres (sopa) de azeite
3 colheres (sopa) de suco de limão-siciliano
250 g tofu firme orgânico

Em uma tigela, ponha todos os ingredientes, exceto o tofu, e misture bem com um fouet até virar uma mistura homogênea. Ponha o tofu nessa marinada, cubra a tigela (se não tiver tampa, use filme de PVC) e deixe por, no mínimo, 2 horas para apurar bem. Seque com papel-toalha e use em suas receitas.

croûtons ao forno

1 colher (sopa) de ervas frescas bem picadas a gosto (costumo usar tomilho-limão, alecrim e manjericão)
3 colheres (sopa) de azeite
6 fatias de pão de fôrma integral e vegano

Preaqueça o forno a 180 °C. Em uma tigela, ponha as ervas picadas e o azeite. Misture bem e reserve. À parte, remova a casca das fatias de pão com uma faca de serra. Corte o pão em cubos. Com um pincel de silicone, passe a mistura de ervas e azeite nos cubinhos de pão. Arrume os pedaços Em uma assadeira forrada com papel-alumínio e deixe no forno até dourarem. Sirva em saladas ou com sopas.

leite de aveia

½ xícara de aveia
1 xícara de água quente

Ponha a aveia e a água quente em uma tigela e deixe de molho por 30 minutos. Passe por uma peneira fina ou coador de voal e esprema bem, reservando apenas o líquido. Use em suas receitas.

Este leite de aveia fica bem consistente e espesso, podendo ser usado também nas receitas em que se pede o creme de arroz ou de aveia industrializados.

couve crocante

2 xícaras de couve cortada bem fininho
1 colher (chá) de alho e cebola desidratados
sal e pimenta-do-reino moída na hora a gosto
um fio de azeite

Preaqueça o forno a 180 °C. Cubra uma assadeira grande com papel-alumínio e espalhe bem os fios de couve. Polvilhe sobre a couve o alho e a cebola desidratados. Tempere com o sal e a pimenta. Regue com o azeite e leve ao forno por 5 minutos ou até ficar crocante.

Esta é uma versão feita no forno para a couve frita em óleo quente. Você deve prestar atenção ao tempo no forno, pois, como é cortada bem fininho e está espalhada na assadeira, pode queimar com facilidade.

molho de tomate superprático

um fio de azeite
1 colher (sopa) de alho e cebola desidratados
1 lata de tomate pelado

Em uma panela, aqueça o azeite e refogue o alho e a cebola até dourarem bem. Adicione o molho de tomate pelado e cozinhe, em fogo baixo, mexendo às vezes até apurar. Se quiser, acrescente um ramo de manjericão fresco durante o cozimento.

caldo de legumes

1/3 de xícara de azeite
3 cebolas médias picadas
4 dentes de alho ralados
3 talos de alho-poró cortados em rodelas
1 buquê garni (com salsinha, louro e cebolinha verde)
3 talos de salsão cortados em pedaços
4 cenouras pequenas, sem casca, em pedaços
2,5 litros de água quente
sal do Himalaia e pimenta-do-reino moída na hora a gosto

Em uma panela grande, em fogo baixo, aqueça o azeite e doure bem a cebola, o alho e o alho-poró. Junte o buquê garni, o salsão, a cenoura e a água quente. Misture bem. Tempere com o sal do Himalaia e a pimenta. Mexa novamente e cozinhe por 35 minutos ou até a cenoura ficar bem macia. Passe por uma peneira de trama fina e use em suas receitas.

Se quiser congelar, separe forminhas de gelo apenas para essa finalidade. Despeje o caldo nelas e congele. Assim, você terá sempre os cubinhos congelados quando precisar. O mesmo pode ser feito com o molho de tomate. Congele-o em forminhas para usar quando for preciso.

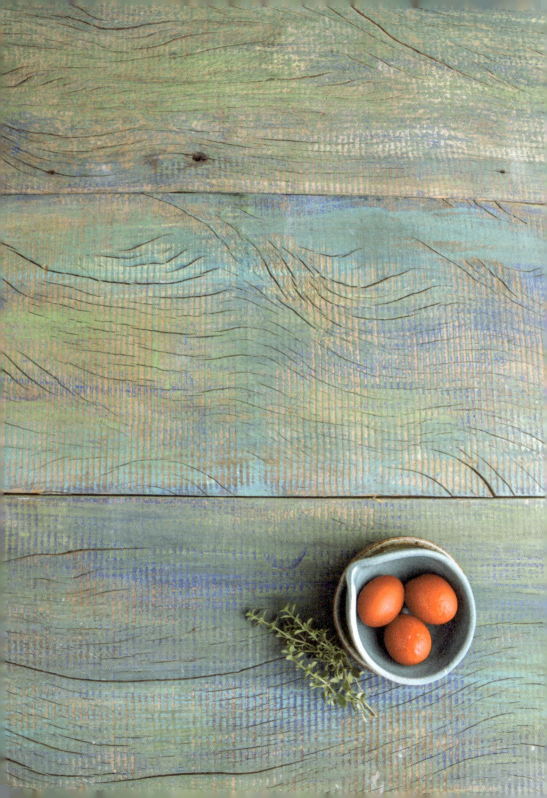

Glossário

Aprenda mais sobre alguns ingredientes e técnicas comuns à culinária, especialmente à vegana

agridoce o termo dá nome a uma mistura de sabores ácidos e doces. Comum na culinária asiática, este tipo de molho é feito, em geral, com vinagre, açúcar, molho de soja ou suco de frutas.

antepasto de origem italiana (*antipasti*) significa "antes da refeição". É o mesmo que aperitivo ou tira-gosto.

avocado da família do abacate, tem origem mexicana. Nutritivo, é bem menor do que o fruto que conhecemos no Brasil e menos calórico. É rico em fibras, potássio, vitaminas e minerais.

bifum é o macarrão de origem asiática, finíssimo, de cor branca. Feito com farinha de arroz e água, recebe o nome também de "macarrão de arroz".

buquê garni o termo de origem francesa designa um amarrado de ervas frescas com salsinha, tomilho e louro. Elas são envolvidas em um pedaço de gaze ou amarradas com barbante culinário para serem usadas durante o cozimento dos pratos para saborizá-los, devendo ser retiradas tão logo fiquem prontos.

chilli de sabor picante, pode ser tanto a pimenta do tipo cumari como o prato mexicano que leva essa pimenta como ingrediente.

chutney de origem indiana, é um tipo de conserva que combina sabores agridoces, usando frutas ou legumes cozidos.

conserva em culinária, é um tipo de preparo que usa temperos para potencializar o sabor dos alimentos, tornando-os mais apetitosos.

cranberry fruto de um pequeno arbusto da América do Norte, já foi cultivado pelos indígenas como alimento e medicamento. Hoje, é conhecido por seu poder antioxidante e pelos benefícios para a saúde em geral. Muito apreciado em doces, pães e vitaminas.

croûtons de origem francesa, são pequenos cubos ou pedaços de pão dourados, levemente fritos ou torrados. Em geral, são temperados com ervas e servidos em saladas ou sopas.

cúrcuma raiz aromática, de cor amarela forte, nativa da Ásia, também conhecida como açafrão-da-terra. Pertence à mesma família do gengibre. É ingrediente básico do curry, conhecido condimento indiano. A cúrcuma tem sabor levemente amargo e é muito usada para colorir os pratos.

cuscuz marroquino prato do Marrocos, é conhecido como *couscous*, termo de origem francesa. Feito com sêmola de trigo de grão duro cozido, é bem diferente do cuscuz brasileiro, que usa farinha de milho grossa.

edamame é o grão da soja verde, que vem dentro de uma vagem, semelhante à ervilha torta. Saboroso, é um aperitivo comum nos restaurantes japoneses. Na cozinha, é usado em sopas, saladas e patês.

espiralizador também conhecido como fatiador em espiral, está se tornando comum no Brasil e é uma febre entre os cozinheiros descolados. Trata-se de um tipo de fatiador de legumes ou frutas, dando-lhes o formato espiral. É ideal para preparar o chamado "macarrão de legumes".

fusilli massa em forma de espiral ou parafuso, criada no sul da Itália. Na culinária vegana, usa-se a massa do tipo grano duro, integral e sem ovos. Seu formato ajuda a absorver melhor os molhos.

gergelim pequenas sementes ovais usadas na culinária tanto em grãos como sob a forma de óleo. Sua cor pode ser castanha, branca ou preta. O sabor é suave e lembra o das nozes. A forma mais saudável de consumo é crua e com casca.

golden berry fruto amarelo-ouro desidratado, da família dos tomates (*Solanaceae*), com origem na região andina. Rico em ferro e vitamina C, tem sabor agridoce. No Brasil, é feita com a fruta conhecida como fisális.

granita termo italiano para um sorvete à base de água, açúcar e frutas. Depois de congelada, a mistura é batida no liquidificador ou raspada até formar uma textura granulada, semelhante a cristais de gelo.

grissini termo de origem italiana que dá nome a palitos crocantes, longos e finos feitos com massa de pão, azeite e ingredientes variados, como ervas e pimentas.

lentilha vermelha de origem mediterrânea, esta leguminosa tem grãos pequenos, achatados, sabor suave e ligeiramente adocicado. Muda de cor ao ser cozida, tornando-se amarelada. O tempo de cozimento também é muito rápido, principalmente se for em panela de pressão.

limão-siciliano grande e amarelado, tem casca grossa. Possui menos suco que os demais, mas é um dos preferidos dos chefs de cozinha para dar sabor a vários pratos da culinária. Ganhou este nome por ser muito cultivado na região italiana da Sicília.

limão-tahiti apesar do nome, na verdade não é limão, mas um tipo de lima ácida. Tem casca fina, bem verde e sabor azedo. É ideal, portanto, para dar sabor marcante a alguns tipos de pratos e marinadas.

macadâmia seu fruto redondo, de cor esbranquiçada e textura cremosa, pode ser consumido cru ou cozido. Na culinária, pode ser usada em doces e salgados. Quem tem animais deve mantê-los longe dela, pois, entre as nozes, é a mais tóxica para eles.

mandolina conhecida também como mandolin, é um utensílio usado para cortar e fatiar legumes, verduras e frutas em diferentes espessuras.

marinar processo que deixa um alimento salgado ou doce imerso por algum tempo em uma mistura de ingredientes para realçar seu sabor ou amaciá-lo. Em geral, usa-se suco de limão, vinho tinto ou branco, vinagre e ervas para preparar a marinada.

missô pasta de soja fermentada muito comum na culinária japonesa. Dá sabor e engrossa sopas, pastas, conservas e molhos.

moqueca um tipo de ensopado típico da cozinha brasileira em que os ingredientes são fervidos lentamente em leite de coco, azeite e pimenta. Na culinária vegana, o prato é feito com banana-da-terra ou palmito pupunha.

moyashi comum na cozinha japonesa, nada mais é do que o broto de feijão. Vai bem em saladas, sopas e refogados. Depois de higienizado, deve ser escaldado em água quente.

nuts é o nome dado para uma mistura de oleaginosas, como nozes, macadâmias, avelãs, castanhas, amêndoas, pistache, amendoins, entre outras.

pad thai o prato tailandês tem o macarrão de arroz como base e une sabores e texturas diferentes, como salgado e doce, macio e rígido. As versões veganas usam legumes e cogumelos em seu preparo.

pão sírio também chamado de pão árabe ou pita, é um alimento tradicional na região do Mediterrâneo e do Oriente Médio, sendo muito popular no Brasil. É servido com patês ou em sanduíches.

papelote modo de preparar alimentos embrulhando-os em papel-manteiga ou papel-alumínio bem fechado para que cozinhem no vapor que desprende deles e fica concentrado dentro do pacote. Também recebe os nomes de *papillote* em francês ou *cartoccio* em italiano.

páprica conhecido como colorau, é o pó extraído de uma variedade de pimentão vermelho (*Capsicum annuum*), seco e moído. No Brasil, é usado em ensopados, molhos e patês. De origem mexicana, está presente também na mesa húngara, marroquina e espanhola.

pesto tem provável origem genovesa e o nome vem da palavra italiana *pestare* (triturado, esmagado), por ser originalmente amassado em um pilão. O tradicional mistura azeite, manjericão, pignoli ou nozes, temperos e queijos fortes. Na culinária vegana, os queijos são substituídos por tofu, especialmente o defumado. Há também a versão do pesto rosso, à base de tomate seco ou pimentão vermelho.

pimentão roxo pertence à mesma espécie do pimentão verde, vermelho e do amarelo. Pode ser consumido cru, cozido, grelhado, recheado ou em conserva.

pignoli sementes oleaginosas do pinheiro manso (*Pinus pinea*), árvore nativa da região do Mediterrâneo. Têm formato ovalado, textura macia e sabor que lembra o da noz-moscada. O pignolo (no singular) parece com a amêndoa, mas é bem menor. Pode ser saboreado cru ou torrado. É muito usado para finalizar pratos árabes.

sal do Himalaia é um tipo de sal cor-de-rosa, originário de salinas da região do Himalaia. Considerado o mais puro de todos os sais, pois não passa por processos industriais, deve ser usado no lugar do sal de cozinha comum. Saudável, também é rico em minerais.

sálvia erva do sul da Europa, é usada como tempero e aromatizante na culinária, sendo conhecida como a erva das feiticeiras desde a Idade Média. Seu sabor levemente picante e amargo é ideal para molhos mais marcantes.

tabule é um tipo de salada e tem como ingredientes principais trigo para quibe, limão, azeite, sal, hortelã e cheiro-verde. Hoje, já existem versões com quinoa.

tofu queijo feito com leite de soja, muito usado na culinária japonesa como recheio ou ingrediente de pratos variados. Rico em proteína vegetal, é vendido nas versões defumada, seco e firme.

Índice alfabético das receitas

salgados

almôndegas de berinjela 94
antepasto de abobrinha 29
arroz com legumes 78
batata-doce rústica 34
bifum com legumes 58
caldo de legumes 128
chilli de lentilha 93
chutney picante de tomate-cereja 33
conserva agridoce de pimentão e pepino 30
couve crocante 127
creme de abóbora com gengibre e tofu defumado 45
creme de avocado 46
croûtons ao forno 126
cuscuz marroquino de legumes 89
espaguete de quinoa e amaranto com tofu defumado 57
estrogonofe de palmito 82
fusilli integral com tomate e tofu marinado 61
maionese de tofu com manjericão roxo 22
mix de nuts picantes 21
molho de tomate superprático 128
moqueca de banana-da-terra 85
nhoque de abóbora com pesto rosso 86
pad thai de legumes 62
pasta aromática de macadâmia 26
pasta de tahine 18

patê de grão-de-bico 25
polenta cremosa com refogado de cogumelos 81
purê de banana-da-terra com refogado de catalônia 97
salada de beterraba, abóbora e pesto de pistache 74
salada de cenoura e brotos 70
salada de fava com nozes e folhas verdes 69
salada de lentilha vermelha com abobrinha marinada 73
salada refrescante de grão-de-bico 65
sopa cremosa de aspargos e pupunha com nozes 53
sopa de feijão-preto com mostarda 50
sopa de legumes com espinafre 49
sopa de mandioquinha com couve 41
sopa superfácil de lentilha 38
sopa tailandesa com cogumelos 42
tabule de quinoa tricolor 66
tofu marinado 126
tofu marinado e empanado 17
tofu xadrez com castanha de caju 90

doces

banana cremosa 104
chocolate cremoso com nibs de cacau e cranberries 107
creme de manga com calda de gengibre 120
curau de abóbora com coco 103
doce de coco cremoso 116
falso crumble de abacaxi 123
falso pudim de tapioca com calda de frutas vermelhas 115
granita de morango com limão-siciliano e hortelã 112
leite de aveia 127
musse de damasco 111
musse de maracujá superprática 100
sopa de frutas ao vinho 108
sorvete de paçoquinha com amendoim torrado 119

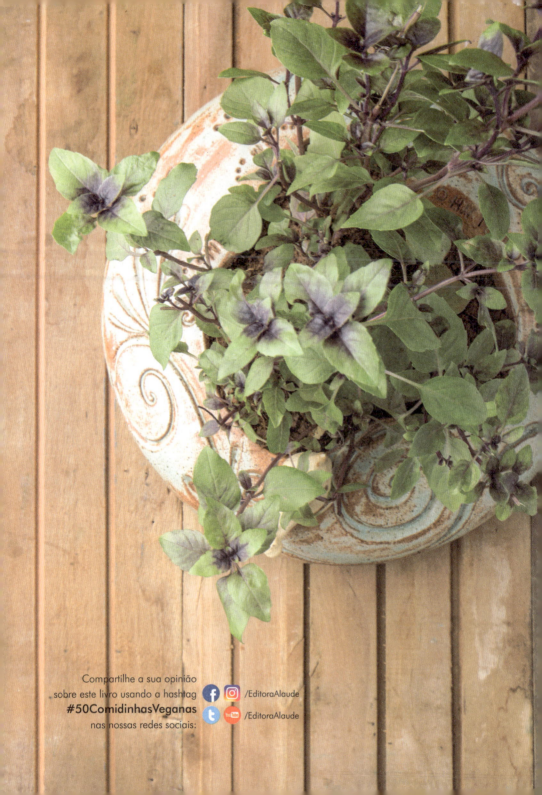

Compartilhe a sua opinião sobre este livro usando a hashtag **#50ComidinhasVeganas** nas nossas redes sociais:

/EditoraAlaude
/EditoraAlaude